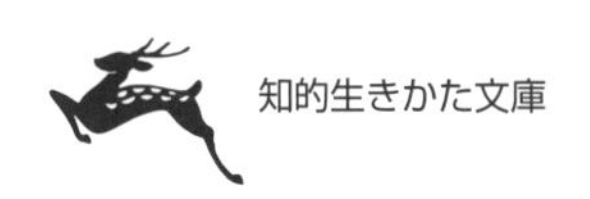

女40歳から体が若くなる食べ方

済陽高穂

三笠書房

はじめに

食べ方を変えるだけで、女性はもっと若く、きれいになる！

今のあなたの体は、これまで「何をどう食べてきたか」を映し出す鏡です。

みずみずしい肌、うるおいのある髪、そして平らなお腹は、若い体の証（あかし）。

「いつまでも若い体」か「いつの間にか老け込む体」か——**半年後、1年後のあなたの体は、今、「何をどう食べているか」で決まってしまう**のです。

30代までは、食生活の乱れは、「女性ホルモン」の恵みである程度はカバーできます。女性ホルモンは若々しさを与えてくれる、「最良のアンチエイジング（抗老化）剤」なのです。

40歳をすぎると、その**アンチエイジング剤の効果が薄れていきます**。

ただ、体はうまくできていて、実年齢よりも老化の時計が進んでいたら、毎日の食事が針を戻して老化速度を抑えてくれます。もともと備わる「体が若くなる力」を呼び覚ましてくれるのです。

この力を、専門的には「**自然治癒力**」と呼びます。

この自然治癒力が、女40歳から若くなる体の必須3条件――「温かい体」「きれいな体」「強い体」をつくってくれるのです。

そして、体を生まれ変わらせる「新陳代謝」を、20代の周期に戻してくれるのです。盛んな新陳代謝は、**太った体をスリムな体型**に戻します。**たとえば肌を28日の周期で「みずみずしい肌」**によみがえらせます。

髪や胃・腸、心臓、筋肉、骨、血管はそれぞれの周期を持ちますが、20代の周期レベルなら、ほとんど１００日ですべてが生まれ変わります。

いつまでも若い人は、ほぼ１００日ごとに生まれ変わっているのです。

私は20年余り、晩期ガンと宣告された命を救う食事療法を研究してきました。本書では、その副産物として考案した「**アンチエイジングの食べ方**」を紹介します。

栄養があるからといって、なんでもやみくもに食べても「若くなる力」は目覚めません。食べ方にもコツがあるのです。本書では、鮭、ブロッコリー、トマト、りんごなどの「アンチエイジング食材」を40品目ほど取り上げ、食べ方のコツをあますことなく紹介していきます。それぞれの効果を生かすも殺すも、食べ方しだい。

朝に生ジュースで「**レモン**」を摂れば、体に20代の若さがキラッと戻ってきます。

朝食のおかずに「ひとつまみの**じゃこ**」を添えれば、一生の健康美が得られます。

夜にスープで「**玉ねぎ**」を食べれば、乳ガンなどさまざまなガンを抑え込みます。

大事なのは、新鮮で加工されていない食材から、ビタミン、ミネラルをはじめとした「天然の栄養成分」を摂ることです。

そもそも、女性の体は、女性ホルモンの恵みで若々しくできています。

女性は男性よりも**簡単に、いつでも若くなることができる**のです。

女40歳から頼りになるのは、「食の力」。**今よりもっと若くて、きれいな体**を手に入れ、健康美人の毎日を楽しんでください。

済陽高穂（わたようたかほ）

『女40歳から体が若くなる食べ方』◇もくじ

1章　女40歳の体は「朝生ジュース」で若くなる

2章　若返り力が目覚める「朝3つの習慣」

3章　40代美人――「温かい体」になると、食べても太らない！

4章 いつまでも「若くて、きれいな体」になる食べ方

編集協力　プロースト
本文DTP・カット　宇那木デザイン室

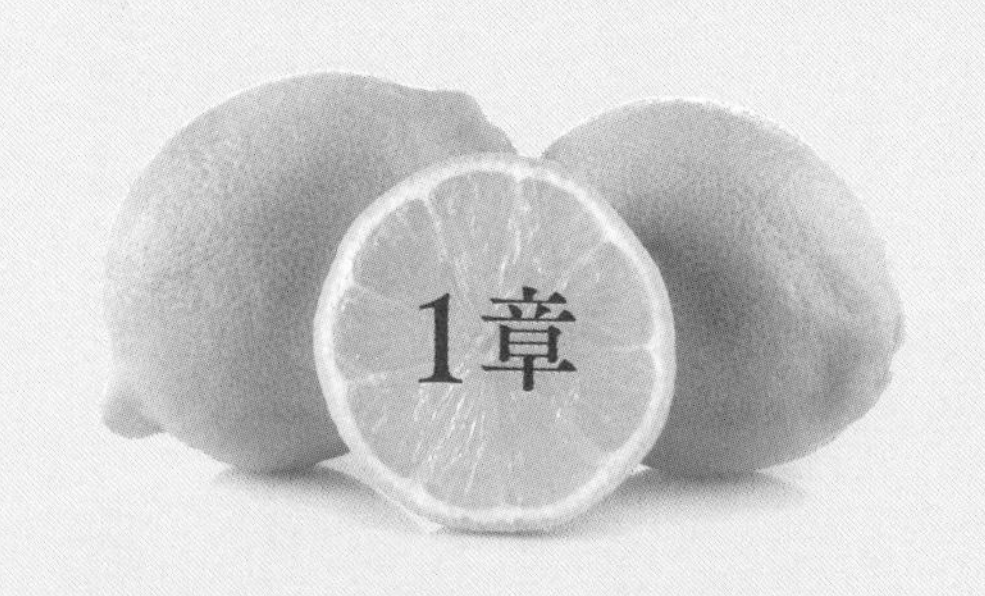

女40歳の体は「朝生ジュース」で若くなる

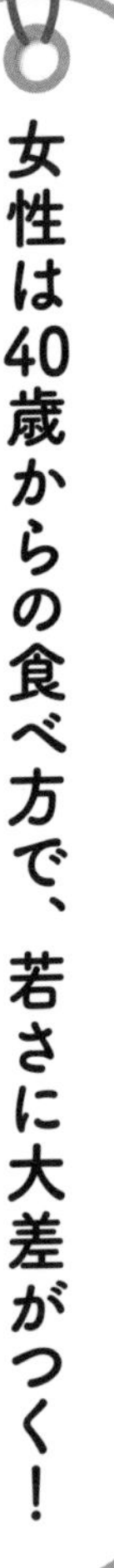

女性は40歳からの食べ方で、若さに大差がつく！

40代は、女性なら誰もが迎える「体と心の曲がり角」――。

冷える、疲れが残る、肌のハリや髪にツヤがなくなる、そしてお腹がポッコリ出てくる……以前には見られなかった体の不調や、外見の変化が次々と現れ出します。

体力の衰えも痛感して、**「老化」がリアルな悩み**になってくるのです。

40代半ばには、「女性ホルモン」の分泌が急激に低下していく「更年期」を迎えます。

のぼせ、異常発汗、不眠などの更年期特有の体の変化（更年期障害）が生じます。

更年期障害は心にも現れ、イライラ、気持ちの落ち込み、不安、孤独感などがつのり、心からも若さが失われていきます。

じつは、40代は「乳ガン」がもっとも発症（発ガン）しやすい、「乳ガン適齢期」。

女性ホルモンの分泌変化が、乳ガンの発症リスクを高める体内環境をつくるのです。

老化は、加齢をおもな原因にして、体のさまざまな機能が衰えていく現象。乱れた食事と睡眠、運動不足、喫煙などの不適切な生活習慣とストレスが、実年齢以上に老化を進めます。体にかかる負担は増して、美容・健康がいっそう損(そこ)なわれます。

この時期、「**何をどう食べるか**」によって、これからの人生の明暗が分かれます。

適切な睡眠、休養、入浴、排泄(はいせつ)、運動も重要な生活習慣ですが、より重要なのは、体をつくり心を支える「食習慣」を持つことなのです。

女40歳からは、「**食事7割、生活習慣3割**」で若さをつくる。それが近道です。

食事時間が不規則、ごはんやパンなどの炭水化物（食物繊維を含む糖質）を中心にした食事になりがち、野菜・果物が十分に摂(と)れていない……こんな食習慣がひとつでもあれば、老化はあっという間に進みます。

人生は、「一食一食の積み重ね」——。

今日の食事しだいで、実年齢よりも「若い人」にもなるし、「老けた人」にもなるのです。

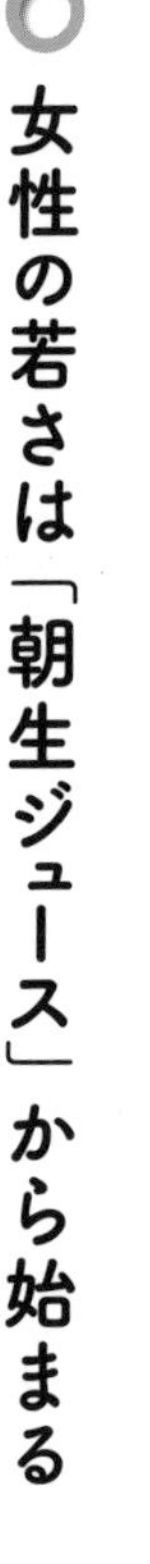

女性の若さは「朝生ジュース」から始まる

ちょっとした食習慣ひとつで、「若い体」がつくれます。

40歳を機に、ぜひ始めてほしいのが、**「朝いちばんに済陽（わたよう）式生ジュースを飲む」**習慣（朝生ジュース）です。

毎日、朝食の前に「野菜と果物をそれぞれ1種類に、レモン半個を加えたしぼりたての生ジュース」を、グラス1杯（200～300ミリリットル）飲むのです。

冷えや疲れが消え、しかも太らない「**温かい体**」になります。

肌にハリ、髪にツヤが戻り、「**きれいな体**」もよみがえります。

そして、風邪ひとつひかない「**強い体**」に変わるのです。

「温かい」「きれい」、そして「強い」――。

済陽式生ジュースで体が若くなる!

「若い体」の3要素

①温かい
- 冷えや疲れが消える
- 太らない

②きれい
- 肌ツヤツヤ
- 髪うるさら

③強い
- 風邪、ガンなど生活習慣病を防ぐ

基本 にんじんジュースのつくり方（200～300ml）

[材料]

にんじん　小1本（目安）
りんご　1個（目安）
レモン　半個（必須）
蜂蜜　大さじ2まで（お好み）

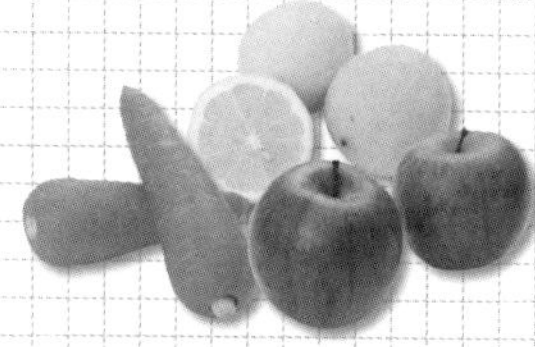

[つくり方]

①にんじん、りんごは皮つき（流水で洗う）。レモンは皮、種を取る。

②適当の大きさに切る。

③野菜・果物をジューサーに入れる。水は入れない。

④お好みで蜂蜜を入れてよく混ぜる。

※にんじん、りんごの分量は調節を。
※ジューサーは「低速ジューサー」を使用。栄養素や食物酵素が損なわれない。
※氷の小片を3～5個入れると飲みやすくなる。

これが、とくに40歳からの女性の体に必要な健康指標です。

体と心に若さを取り戻す、「**若返り力**」の3要素でもあるのです。若返り力の強弱が、若さと美しさ、そして健康を大きく左右します。

済陽式生ジュースは、20年来の「食事療法」研究でたどりついた、「**最強のアンチエイジング（抗老化）剤**」と自負しています。

私のすすめで「朝生ジュース」を始めた女性たちから、「体が生まれ変わったみたいだ」と、感動の声が届いています。

ガン予防のために始めた30代後半の女性は、1カ月足らずで冷え性の悩みが解消。がんこな便秘も改善して、「気重な毎日から解放された」と喜んでいます。

カサカサ肌、パサパサ髪が悩みの種だった40代女性は、肌がみずみずしくなり、髪はうるおいも出て、しかもサラサラの感じ。友人からは「10歳は若返っているね」と言われ、イキイキとしています。

乳ガンを抱える50歳を超えたばかりの女性は、病状の快方につれて「体重が減り、高血圧、高血糖が消えた」と驚いています。

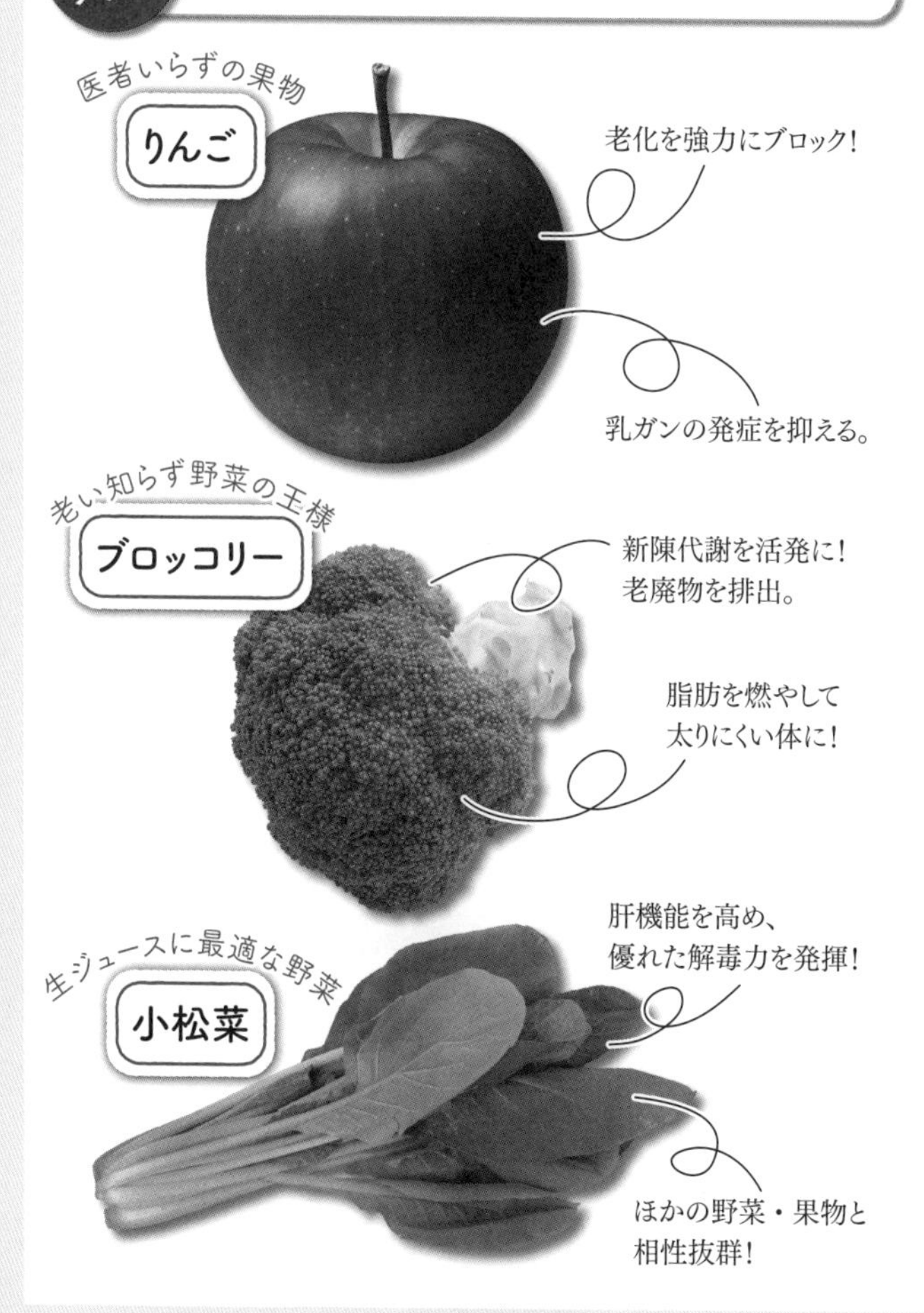
代謝力アップ!
「温かい体」をつくる生ジュースの素
医者いらずの果物
りんご
老化を強力にブロック!
乳ガンの発症を抑える。
老い知らず野菜の王様
ブロッコリー
新陳代謝を活発に!
老廃物を排出。
脂肪を燃やして
太りにくい体に!
生ジュースに最適な野菜
小松菜
肝機能を高め、
優れた解毒力を発揮!
ほかの野菜・果物と
相性抜群!

生ジュースには若返り力を呼び覚ますビタミン、ミネラル、食物酵素、食物繊維、フィトケミカルなどの栄養素、いわば**「若さの素」がギュッと凝縮**されています。

若返りの**効果は、早い人だと2日**で現れます。たいがいは5日もすれば、胃と腸の活発化で体調が整えられます。肌の不調が消え、髪の傷(いた)みも回復し出します。

1カ月をすぎるころ、肌は新しい細胞と入れ替わりはじめ、滑らかさとハリが戻ってきます。

胃や腸をはじめ心臓、肝臓、骨、筋肉、血管、血液、肌、髪など、体をつくる細胞は、それぞれ一定の周期で絶えず生まれ変わります。

「新陳代謝」という、体が若返る仕組みです。

新陳代謝の周期は加齢、不適切な食事などの生活習慣で乱れて、長くなります。

天然のビタミンなど若さの素が大量に摂れる朝生ジュースは、加齢の影響を抑えて、衰えた新陳代謝を盛んにし、乱れた周期を正常に戻してくれるのです。

ほぼ100日後、**体のすみずみまでキラッと若くなります**。朝生ジュースの習慣を持たない同世代に、明らかな差がついていることに驚くでしょう。

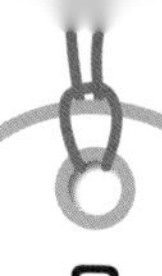

目指すは「28日周期で若くなる」ツヤ肌

若い人は、正常な新陳代謝の周期を持ちます。

正常な新陳代謝の周期とは、健康な「20代の人のレベル」。通常、その周期は20代をピークに、その後は乱れて長くなります。

つまり、若返りとは、「新陳代謝の周期を20代のレベルに戻す」ことにほかなりません。そして、若返り力とは**「新陳代謝を20代のレベルに戻す力」**のことなのです。

若返りがハッキリ現われるのは、顔の肌。20代の健康な人では、新旧の細胞が28日周期で入れ替わります。40代になると、2倍の2カ月にも延び、60代では、3カ月を超えます。

新陳代謝が停滞すると、その間、細胞は表皮（皮膚）に残り続けて古くなっていきます。

髪の毛も、肌と同じ周期。胃の粘膜は5日、腸の粘膜は2～3日、筋肉は60日、そして血液（赤血球）が100日前後と、**ほとんどの細胞は100日以内で生まれ変わります**。

37兆個もある細胞（これまで60兆個が定説。最近37兆個に見直された）は生命を支える機能を持ちます。体が活動するために必要なエネルギーや、筋肉、臓器、皮膚、毛髪、血液など体のもとになるたんぱく質をつくるのです。

新陳代謝が停滞すれば、蓄積された古い細胞はその大事な機能を損ないます。ダイエットしてもやせない、入念にケアをしても肌がきれいにならない、筋肉量が落ちる、といったことが起こるのです。

また、体が冷える、疲れが取れない、動悸、息切れ、白髪などの老化現象も現れます。さらに怖いのは、ガンや動脈硬化、脳梗塞、心筋梗塞、認知症、糖尿病などの生活習慣病を呼び込みやすい体に変わってしまうことです。

古い細胞が内臓や筋肉、血管、神経などに残り続けると、それぞれの器官、組織

抗酸化力アップ! 「きれいな体」をつくる生ジュースの素

抗酸化力がもっとも高い
トマト
シミ・シワを防ぐ。
日焼けを防ぐ。
食べる美容液
アボカド
肌老化を抑える。
新陳代謝を高める。
天然の栄養剤
ぶどう
長寿遺伝子を活性化。
毛細血管の通りを
よくする。

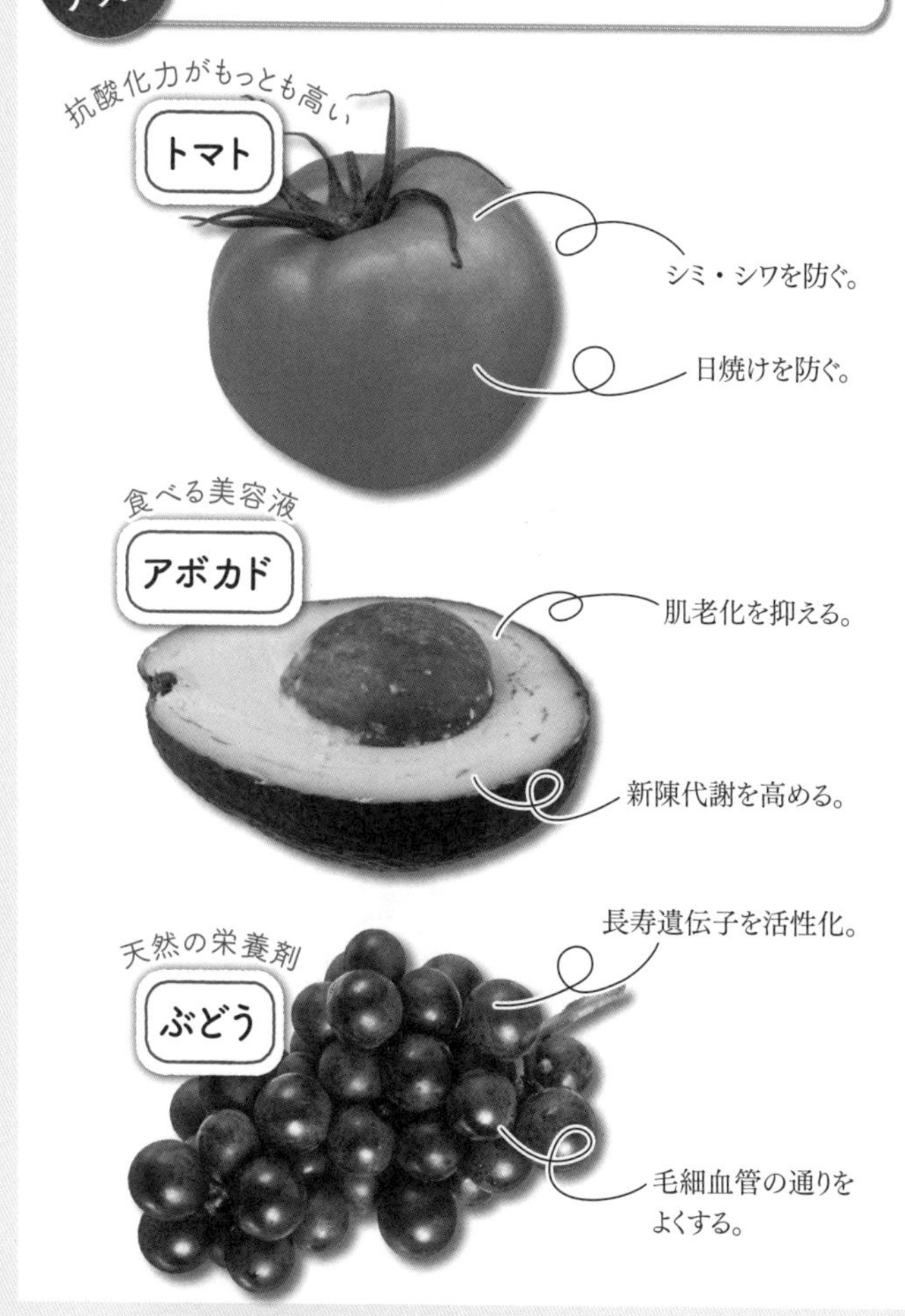

は本来の役割が果たせなくなります。これが「老化の始まり」です。

スムーズな新陳代謝は、100日で体を生まれ変わらせます。3カ月ぶりに会った人に「若くなったね!」と驚かれても、けっしてオーバーなことではありません。

新陳代謝を活発にするのは簡単。2章で紹介する「朝3つの習慣」でかないます。

「朝日を浴びる、朝生ジュースを飲む、朝食を食べる」――。

この3つの習慣だけで、「**若返り力がみるみる強くなる**」、これが私の持論です。

自分の「若返り力」をチェックしてみよう

温かい体をつくるのは「**代謝力**」。

きれいな体をよみがえらせるのは「**抗酸化力**」。

強い体に変えるのは「**免疫力**」。

いずれの力も、誰にでも備わっている体の機能です。私は、この**3つの力をまとめて、「若返り力」**と呼んでいます。

代謝とは、食事で得た栄養素を余さず活用し、排泄にいたるまでの仕組み。

体を若返らせる新陳代謝と、エネルギーを生んで使う「エネルギー代謝」がおもな働きです。この2つの働きは、連動して作用します。

肝臓や筋肉など、器官や組織でエネルギーが使われるとき、体熱が生まれ、体温を上げます。

「温かい体は体温が高い」と言えそうなのですが、そうとも言いきれません。平熱（平常の体温）が高くても、手足の冷えに悩む人は少なくありません。手足の末端の血流の低下、つまり血管の障害が冷えを招くケースが多いのです。

温かい体かどうかは、**「冷えない、疲れが残らない、肩がこらない」**を判断基準にするといいでしょう。また、体重、体脂肪率が標準値以内に収まっていることも大事です。温かい体は、体内に溜まった脂肪を燃やします。

近年、老化の元凶と危険視されている「糖化」は、代謝しきれないほどの糖質の摂りすぎで起こる代謝力低下の現象。

糖化は、血液中の余分な糖が細胞などのたんぱく質に結びつき、その性質を劣化させます。「炊飯ジャーに長時間保温され、黄色くゴワゴワになったごはん」をイメージするとわかりやすいでしょう。

皮膚のコラーゲン（たんぱく質の一種）が糖化すると、肌はくすみ、弾力も失われて「**肌老化**」が進みます。

抗酸化は、文字どおり「細胞の酸化」を防ぐ働きです。

酸化は細胞内で発生する毒性の「活性酸素」によって、細胞に金属の「さびつき」と同じ現象が起こること。細胞の機能が損なわれるのです。活性酸素はガンや糖尿病などの生活習慣病はもとより、あらゆる病気の9割に深くかかわっています。「**美容の天敵**」でもあります。皮膚の細胞がさびつくと、肌にシミやシワが出てきます。

酸化は糖化とともに、「老化の最大原因」なのです。

酸化も糖化も細胞の機能を損ねて、新陳代謝の周期を乱します。そのうえ、酸化・糖化した細胞がいつまでも残り続けます。

免疫力アップ! 「強い体」をつくる生ジュースの素

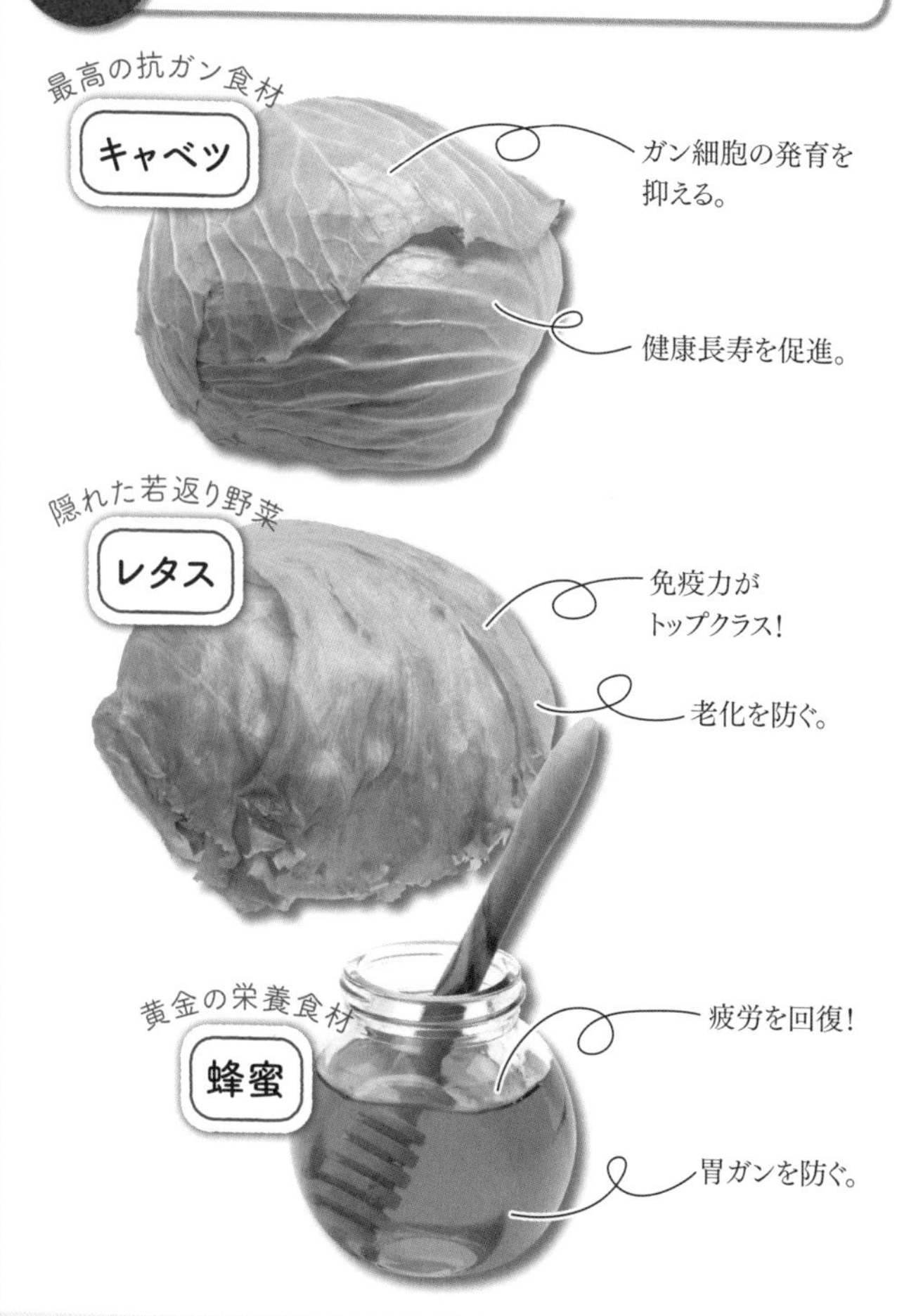

免疫はウイルスや細菌などの外敵を撃退して、病気から体を守る免疫システムの働きです。この働きによって、「今あるガン細胞」を消すこともできるのです。

ちなみに、風邪とガンは、免疫力の低下がもたらす代表的な病気。脅かすつもりはないのですが、こんなことが言えます。

「風邪をひきがちな人は、ガンのリスクが高い」と。

免疫力は、代謝力と抗酸化力の相乗効果で強化されます。

それぞれのパワーは、まさに「健康の基礎」。しかし、どのパワーも20歳ころをピークに下降線をたどり、40歳ころを境にしていちじるしく低下します。免疫力にいたっては、半減してしまいます。

その意味で、**「40歳が若返り力の消費期限」**と言っても過言ではありません。

心配は無用です。朝いちばんに「済陽式生ジュースを飲む」習慣で、あなたの若返り力は確実によみがえります。

生ジュースに凝縮された、**若さの素が若返り力を呼び覚ましてくれる**のです。

たとえば、低下した抗酸化力は、フィトケミカルが補います。フィトケミカルは野菜や果物の色素、香り、灰汁(あく)などの成分で**強力な抗酸化力**を持ちます。よく知られるポリフェノールは、フィトケミカルの一種。

朝生ジュースの習慣を始めるのに、「もう遅い」「まだ早い」はありません。始めたその日から、老化時計の針が逆に回り始めます。

実年齢より若い人は「野菜・果物の食べ方」が違う

思いのほか、40代女性は実年齢以上に老化が進んでいます。

慢性的な疲れを訴える人が少なくありません。老化の象徴の肥満も、急増しています。なによりも、30代で女性ホルモンの急激な分泌低下を起こす人が増えています。40歳前後で、すでに更年期障害と同じような症状を起こしている人が、珍しくないのです。

大きな原因に、若返り力を活性化させる野菜、果物が十分に摂られていないことが挙げられます。

次ページのグラフをご覧ください。1日に必要な量で見てみると、野菜が6～7割、果物は3割強程度しか食べられていません。しかも、摂取量は30代のころより減少傾向にあるのです。

野菜は生で両手盛り3つ分（350グラム）、果物はみかんなら中2個（200グラム）。

厚生労働省が呼びかける、1日の必要摂取量です。

野菜・果物不足の背景に、加齢にともなう「食事の質と量の低下」があると考えられます。

40歳前後になって**老化がリアルになるのは、野菜・果物の摂取不足もある**のです。

同じような栄養素を持つ野菜と果物。それでも、どちらも摂る必要があります。

さまざまな栄養素を、効率よく摂るためです。

量のバランスは、野菜を主にして果物で補います。

40代は野菜・果物が不足している!

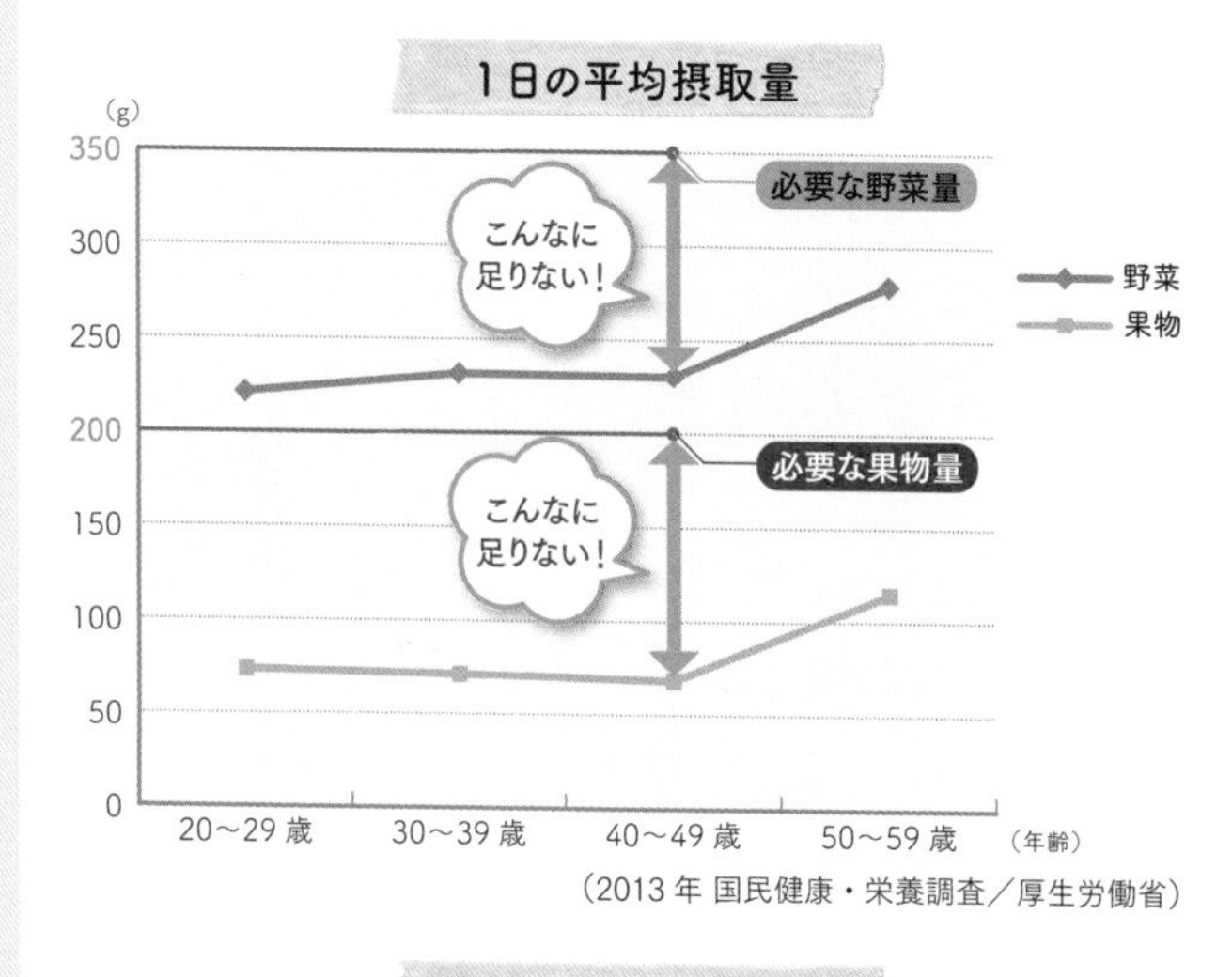

(2013年 国民健康・栄養調査/厚生労働省)

1日に必要な摂取量

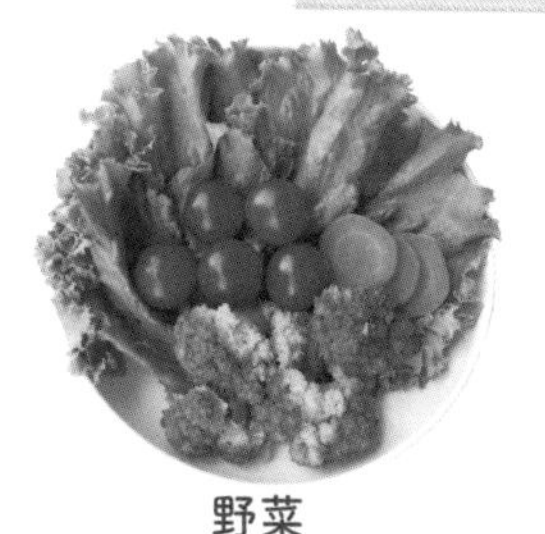

野菜
350グラム(両手盛り3つ分)
(うち緑黄色野菜120グラム)

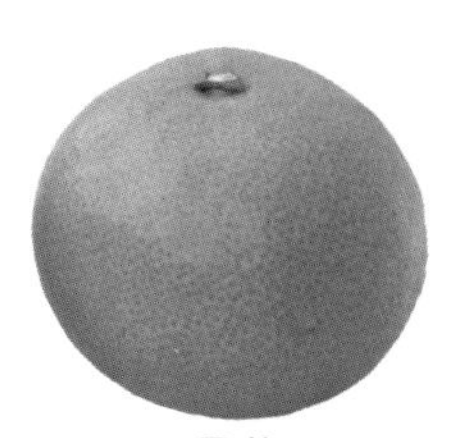

果物
200グラム
(みかん中2個)

低カロリーの野菜は、太る心配がなく、量が多く摂れます。果物は野菜よりも高カロリーで糖分が多く太りやすいのですが、生で摂りやすいという利点があります。また、果物の多くは**代謝を正常にするクエン酸が豊富**です。クエン酸はレモンなどの柑橘（かんきつ）類の酸味成分。ガン予防に、絶大な効果を持ちます。

野菜、果物は食べるより生ジュースにして飲むほうが、1度に多くの量が摂れます。済陽式生ジュースの基本量は、２００～３００ミリリットル。無理なく基本量以上に飲めるなら、材料の種類を増やしてみましょう。

量を多く摂っても、生ジュースは消化がよく、胃に負担がかかりません。かんで食べると果物は30分、野菜だと1～2時間も胃に滞留（たいりゅう）します。

生ジュースであれば消化のスピードは速く、**20分以内で胃を通過**するのです。

そのうえ、栄養素は小腸で早く吸収され、**吸収率も高く生サラダの4倍**もあると言われています。

栄養素の大量摂取と効率的な消化・吸収は、生ジュースの最大の利点です。

「クエン酸の宝庫」レモンを朝に摂る人ほど、若くてきれい

済陽式生ジュースは、必ずレモンを使います。**クエン酸の含有量が、果物のなかで抜きんでている**からです。グレープフルーツ、オレンジ、みかんなどの柑橘類やキウイ、梅干し、酢にも多く含まれます。

クエン酸は、細胞内のエネルギーをつくる仕組み（クエン酸回路）を活性化します。クエン酸を取り入れることで、代謝が上がって太りにくい体をつくるのです。

また血流もよくなり、**疲労回復、冷え性の解消、腰痛・肩こり改善**に効力を発揮します。活性酸素を強力に除去する作用もあり、**抗酸化作用**に優れています。

意外と思われるかもしれませんが、老眼の進行を防ぐ効果もあります。生ジュー

スを常飲する私は、70歳を超えた今も眼鏡を必要としていません。

クエン酸の特徴は、代謝力と抗酸化力でガンの発症を抑え込む働きにあります。不活発なエネルギー代謝は、連動する新陳代謝や免疫力の低下を招き、発ガンをうながします。また、活性酸素は細胞を傷つけて、ガンの芽をつくるのです。

ほかにも、クエン酸は女性に不足しがちな骨を丈夫にするカルシウム、貧血を防ぐ鉄などのミネラルを効率よく吸収するのを助けます。

レモンは、「最強のアンチエイジングフード（若返り食材）」なのです。

また、レモンは「**抗酸化成分の宝庫**」でもあります。

その代表と言える成分（エリオシトリン）が、果皮（かひ）のすぐ下にある白い部分に含まれています。

エリオシトリンには、「活性酸素を抑える働きが、体内で長時間持続する」という特徴があります。果皮を乾燥させて、蜂蜜に漬けたレモンピールにして食べると、活性酸素を抑える働きがさらに強力になるのです。

レモンの代名詞、ビタミンCにも活性酸素を抑える働きがあります。レモンの風

レモンは最強のアンチエイジングフード

老化を防ぐ効果が長時間続く！

「ビタミンC」にも
強力な抗酸化力が！

レモン

クエン酸効果

● 代謝の正常化
- 発ガンを抑える。
- 疲労を回復。
- 冷え性、腰痛、
  肩こりの解消・改善。

エリオシトリン効果

● 抗酸化力が持続
- 老化を止める。
- 動脈硬化を防ぐ。

老化を防ぐ、血管強化、
風邪予防、美肌に！

クエン酸がいっぱい！の果物

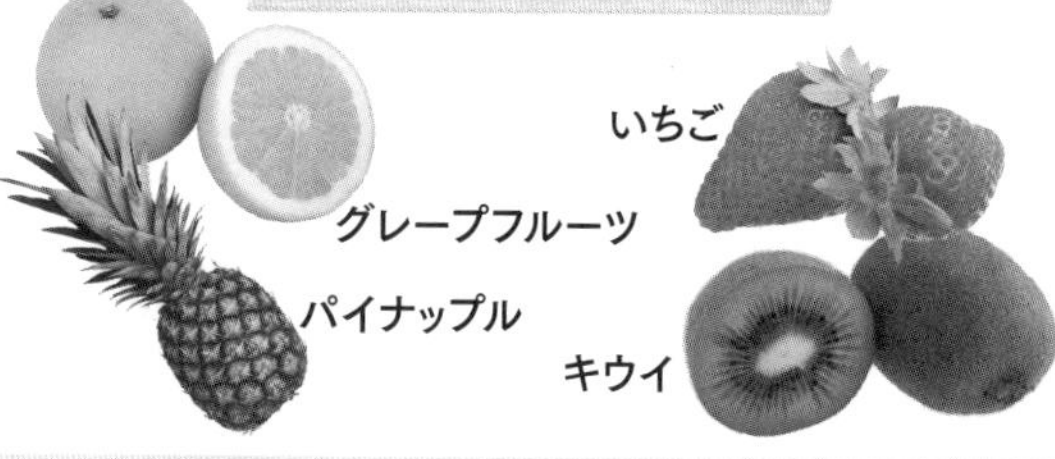

邪の予防効果や、美肌効果はよく知られています。

活性酸素は、免疫力を減退させます。その活性酸素を、ビタミンCなどの抗酸化成分で除去することによって、免疫システムが活性化し、ウイルスを撃退しやすい体内環境がつくられるのです。

美肌効果についてつけ加えれば、肌にハリを保つコラーゲンの合成が促進されることもわかっています。

ビタミン・ミネラルから、「若さの素」を摂る法

生ジュースに使う果物は、レモンのほかにりんごを基本にします。

野菜はトマト、キャベツ、にんじん、ブロッコリー、小松菜を中心に使います。

りんごは、レモンに負けず劣らずの**若返り食材**。蜂蜜と組み合わせれば、「**不老**

老化の原因「活性酸素」を消す！

済陽式3色生ジュース 赤
食物繊維の
ペクチンがたっぷり！
りんごの皮には
りんごポリフェノールが豊富。
豊富な抗酸化成分で
活性酸素の毒を消す！

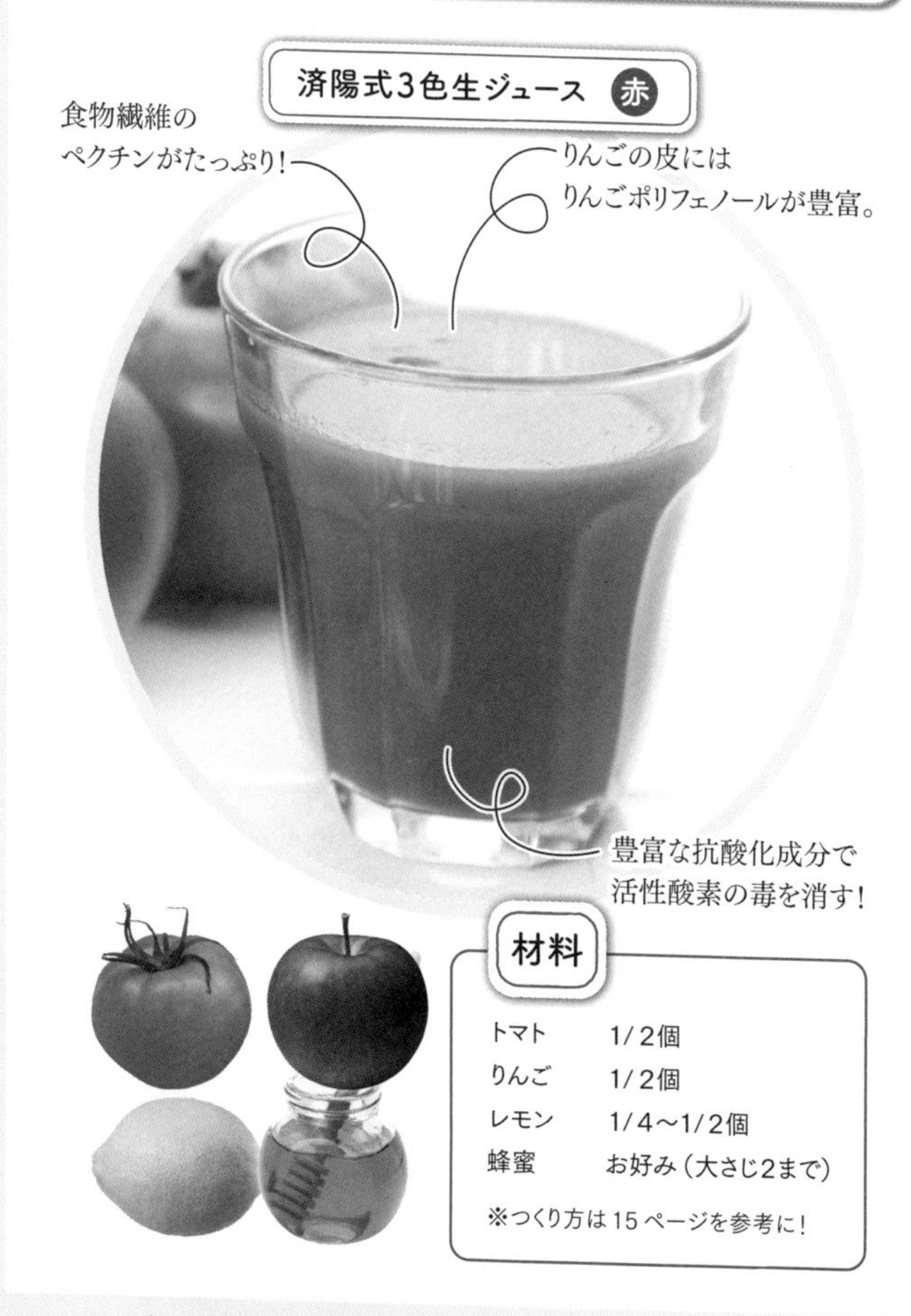

材料

トマト	1/2個
りんご	1/2個
レモン	1/4〜1/2個
蜂蜜	お好み（大さじ2まで）

※つくり方は15ページを参考に！

長寿食」としての効果を発揮します。よく洗って、皮ごと使いましょう。

果皮には、ガン細胞を自ら死滅（自殺）させる「りんごポリフェノール」が豊富。乳ガンの発症を抑え込みます。

果肉には、食物繊維（ペクチン）が多く含まれます。腸内を良好な環境に保ち、女性のガンで死亡率がもっとも高い大腸ガンの発症を防いでくれるのです。

トマトの果皮や果肉には、**超強力な抗酸化成分、β（ベータ）カロテンとリコピン**がたっぷり含まれています。

橙黄（とうこう）色のβカロテンはシミ・ソバカスの原因になるメラニン色素の生成を抑えます。リコピンは、生活習慣病を予防・改善する作用があります。

キャベツは、イソチオシアネートなど、さまざまな発ガン抑制物質を豊富に含みます。**もっとも抗ガン作用の強い食材**のひとつです。

にんじんは、βカロテンのかたまりのような食材。

βカロテンには、紫外線による**肌老化を防ぐ**働きがあります。最近、ボケ防止の効果があると注目されています。

βカロテンは、皮に近い部分に多く存在するため、皮ごとか、皮を薄くむいて使いましょう。

「老い知らず野菜の王様」、それがブロッコリー。

200種類以上のフィトケミカルを含み、超強力な抗酸化力を発揮します。とくに、新芽（スプラウト）は抗酸化力の持続性に優れ、**週に2回も摂れば継続した効果**が期待できます。

小松菜は肝機能を高めて解毒力を盛んにし、有害物質の排泄をうながします。小松菜のよいところは、ほとんど灰汁（あく）がないことです。ほかの野菜や果物と相性もよいので、生ジュースにもっとも適した材料と言えます。

生ジュースは、飽きがこないことが大切。基本食材を中心に、多種多様の野菜、果物を取り入れていきましょう。

若さの素はサプリメントからではなく、**天然のビタミン、天然のミネラルから摂ることが肝心**。その効果が安全に、そして確実に得られるのです。

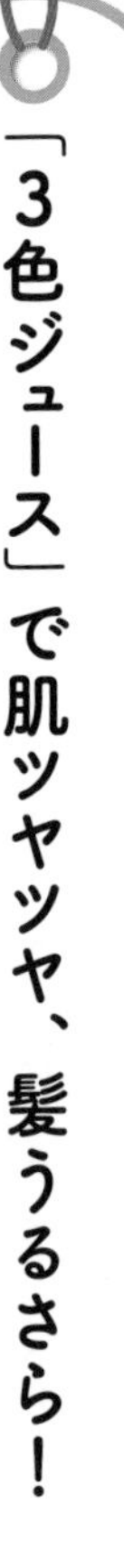

「3色ジュース」で肌ツヤツヤ、髪うるさら！

朝は、生ジュースの恵みが最大限に受けられる時間帯です。

体の機能は、時間の推移に合わせて働き方を変えます。胃や腸などの消化器は時間帯によって活発化し、また働きを最小限に抑えて休息に入ります。規則的なリズムを持って活動、休息を繰り返すのです。

胃と腸が同時に活発化したり、休息に入ったりはしません。胃が盛んに活動している間、小腸と大腸は働きを抑えています。必要なときにだけ、活発に働くのです。

胃の消化能力が高まるのは、正午ころから夜8時ころまで。**午後2時すぎにピーク**を迎えます。

夜間の睡眠時、胃に代わって小腸が活発化します。代謝が盛んになり、栄養素の

免疫力アップで病気知らず！

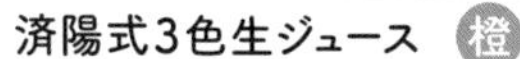

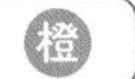

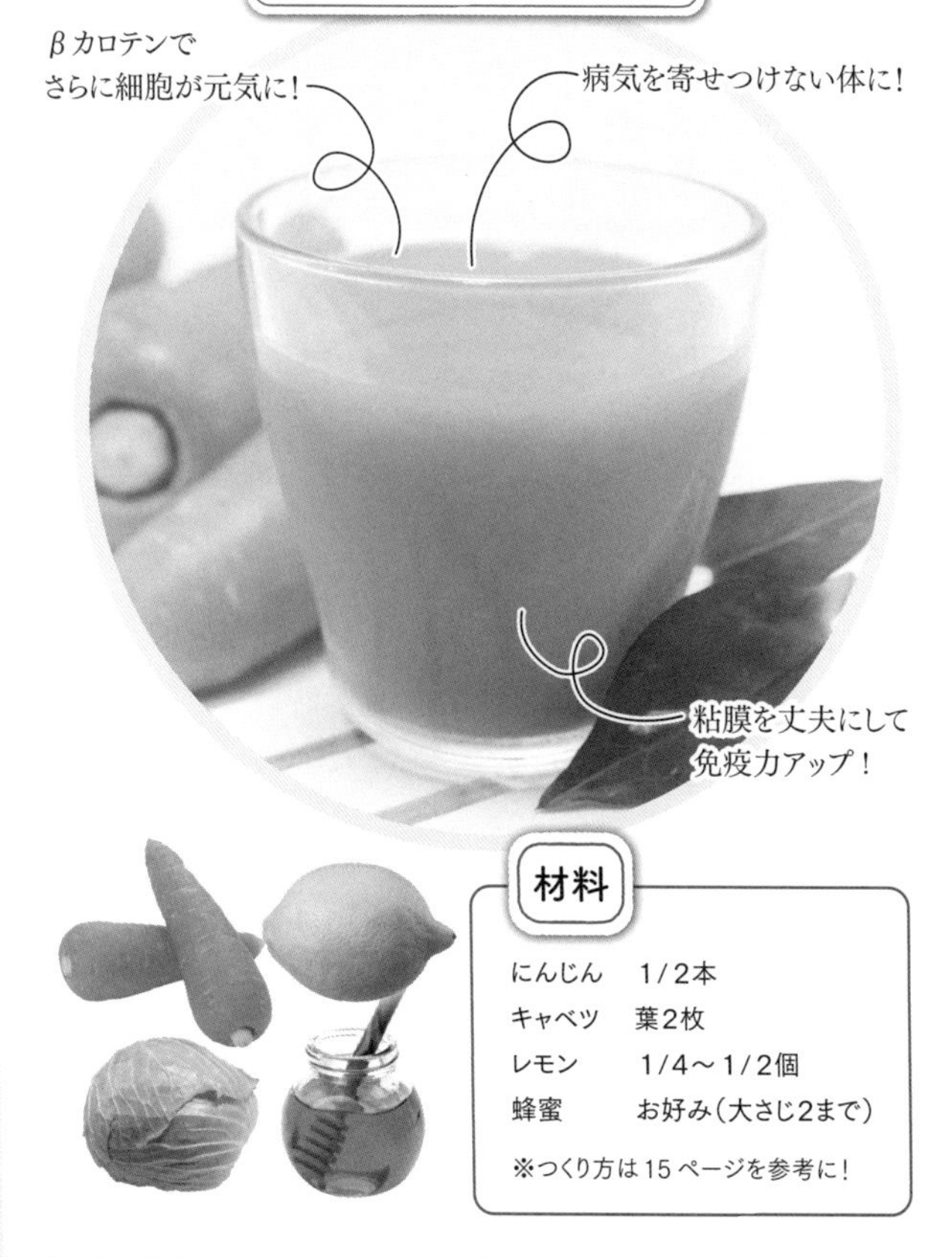

材料

にんじん	1/2本
キャベツ	葉2枚
レモン	1/4〜1/2個
蜂蜜	お好み（大さじ2まで）

※つくり方は15ページを参考に！

吸収、有害物質の解毒が進みます。その過程で、老廃物がごみとして発生するのです。有害物質とは、食品添加物、残留農薬などのことで、ごみとは、未消化の食べ物のかすや腸内ガスなどのことです。

早朝から正午ころまでの間、大腸が盛んに働きます。大腸が活発に働くことによって**排泄が進み、体はリセットされる**のです。ごみは尿、便、汗、垢（あか）、ふけ、目やに、呼気などとともに体外に排出されてしまいます。

規則的に排泄がないと、美容トラブルやさまざまな病気を引き起こします。

朝いちばんに生ジュースを飲むのは、**大腸の働きがもっとも活発になる時間帯に合わせた習慣**です。生ジュースの豊富な栄養素が代謝を助けて、排泄をうながします。また、ごみの毒性を消して、体内を浄化、つまりきれいにするのです。

生ジュースの栄養素による浄化がなければ、大切な免疫力がごみ処理や毒消しのために使われてしまいます。生ジュースには、免疫力のムダ遣いを抑えるどころか、逆にその働きを高める効果もあるのです。

朝に生ジュースを飲む理由は、もうひとつあります。すでに触れたように、レモ

腸スッキリして「美肌効果」抜群！

済陽式3色生ジュース 緑
ビタミンCと
食物繊維が豊富！
お腹スッキリ！
美肌キラッ！
ミネラルが多い小松菜は
キウイとレモンの
栄養効果をアップ！

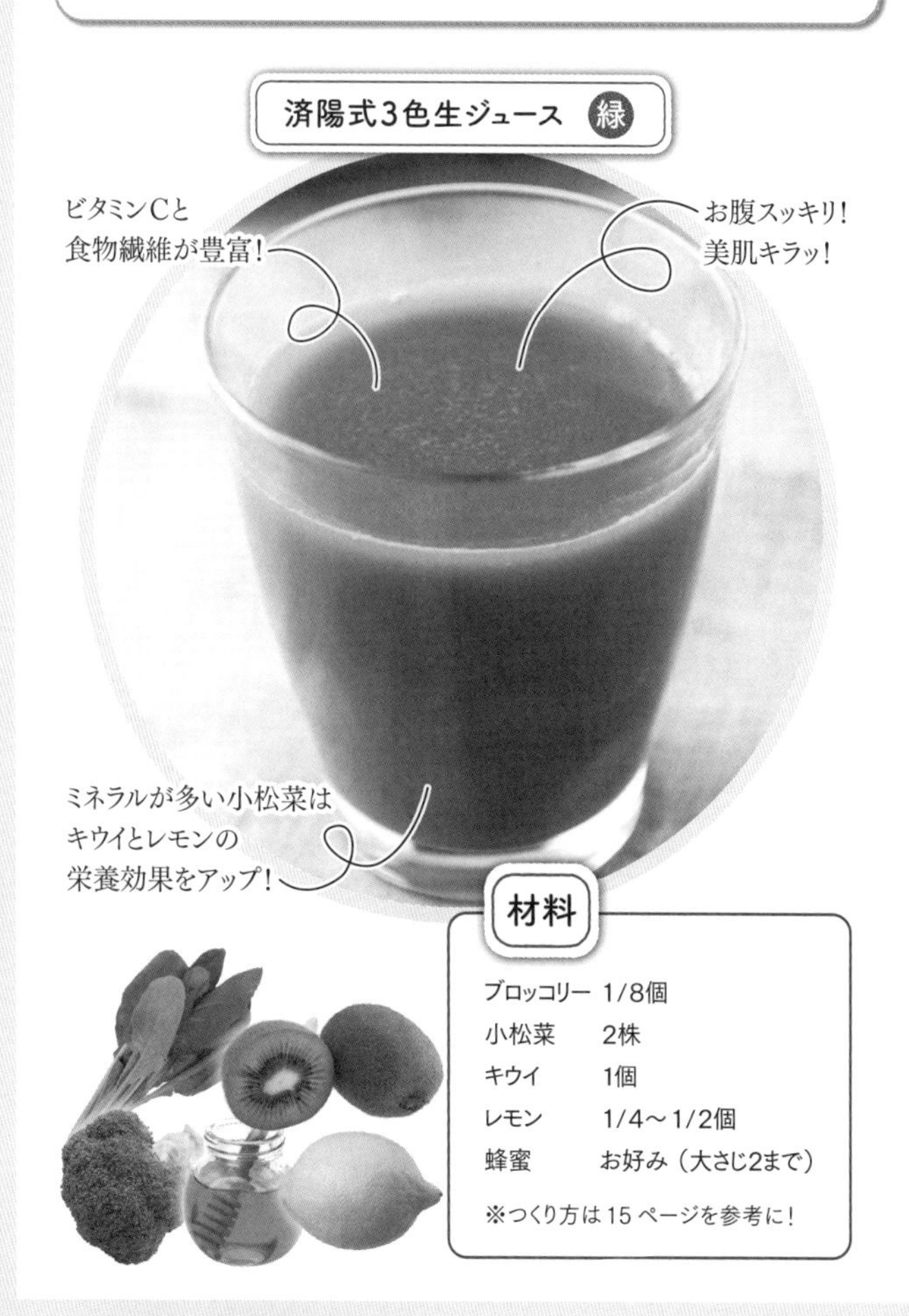

材料

ブロッコリー	1/8個
小松菜	2株
キウイ	1個
レモン	1/4〜1/2個
蜂蜜	お好み（大さじ2まで）

※つくり方は15ページを参考に！

ンのクエン酸は、細胞内でのエネルギーづくりに重要な材料になります。この**エネルギーづくりを盛んにする時間帯が、朝の食事前**なのです。

レモンを飲むとスッキリ目が覚めます。朝食の栄養素の吸収もよくなり、塩分の排出もよりスムーズに行なわれます。つまり、レモンの効果を最大限に引き出すのに、朝がもっとも向いている時間帯と言えるのです。

若返り力を呼び戻し、さらに高めるためには、「**朝レモン**」を生活に取り入れることがとても重要です。市販の青汁でも、レモン半個分のしぼり汁を入れれば、生ジュースの代用になります。

生ジュースづくりで注意したいのは、生ジュースの酸化です。抗酸化成分が豊富でも、つくりおきは酸化を進め、それぞれの栄養素の効果を激減させます。

酸化は、低速回転式のジューサーを使って防ぎます。摩擦（まさつ）熱の発生も抑えられるので、熱に弱いビタミン、食物酵素などの栄養素を、できるだけ壊さずに摂ることができます。

生ジュースは、朝にしぼりたてを飲むことに大きな意味があるのです。

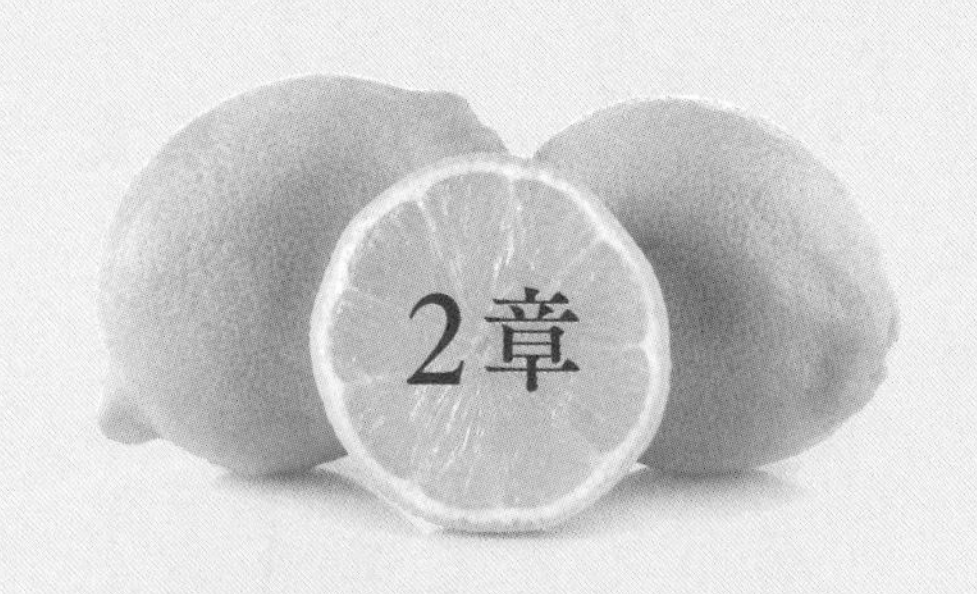

若返り力が
目覚める
「朝3つの習慣」

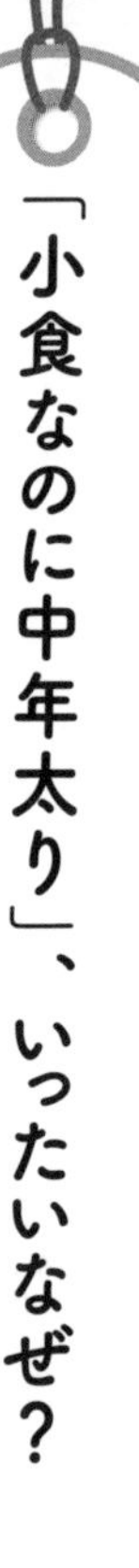

「小食なのに中年太り」、いったいなぜ？

40歳前後は、「食のターニングポイント」です。

若いころの食事は、「体の成長」を目的とします。

しかし、40歳ともなれば、食事の目的は「体の維持」に変わります。

成長期には体をつくり、大きくするエネルギー源が必要です。そのために、ごはん、パン、麺などの炭水化物（糖質）を、体が大量に求めるようになります。

ところが、成長が止まり、**成熟期を迎える40代の体は、量を必要としません**。質も糖質依存から、栄養素のバランスがよく取れた食事を欲するように変わります。

若さを維持するために、たんぱく質、脂質、ビタミン、ミネラルなど、さまざまな栄養素で、全身の細胞を活性化することが求められるのです。

40歳前後になると、食が細くなり、「食が落ちた」と感じるようになります。加齢で、消化を助ける消化酵素と、胃酸の分泌が減少しはじめるからです。

多忙なことから、「欠食」や「単品食」が多くなりがちな食事情も、その一因。つい朝食を抜く、昼はおにぎりやサンドイッチ、麺など腹持ちのいい炭水化物だけですませてしまう――。

こうした食生活は栄養が不足するだけでなく、エネルギーの摂取量も減少します。エネルギーが少なくなった体は、活動量が自然に減少します。行動範囲が狭くなったり、運動をするのがおっくうになったりするのです。

体はエネルギー摂取量の減少に適応して、その消費量も減らしていきます。**「体の省エネ化」**と言えば、好ましい現象に思えますが、じつは逆。**代謝の低下を意味する**からです。省エネ化した体は、しだいに体力が衰えていき、老化がどんどん進んでしまいます。

その一方で、40代になってもまだまだ食が盛んな人もいます。旺盛な食欲は健康な体、元気な体の証拠と思われますが、これも間違いです。

若いころのように、量の多い食事を続けていると、量を求める必要のない40代の体には、代謝能力を超えた食べすぎになります。

しかも、ごはんや麺にかたよった糖質依存の食事なら、必要な栄養が不足し、体の欲求とミスマッチを起こすことになります。

食が細くなるにせよ、食が盛んなままにせよ、代謝はうまくいかなくなります。そのため、食事で摂ったエネルギーは余り、脂肪としてたくわえられて肥満、いわゆる「中年太り」を招くのです。

代謝は、若返り力の要になる体の重要な機能。代謝の低下を放っておけば、老化が加速して、体は生活習慣病を呼び込んでしまいます。

ガン、糖尿病、脳血管疾患（脳出血、脳梗塞）、心臓病（心筋梗塞、狭心症(きょうしんしょう)）、ボケ（アルツハイマー型認知症）……人生を壊す病気の大半は、代謝が十分に行なわれない「代謝異常」を原因に起こるのです。

ガンは、細胞の新陳代謝が乱れて、異常増殖を続ける全身病。糖質、脂質の摂りすぎは動脈硬化を引き起こして、脳血管疾患や心臓病の原因になります。

こんな食べ方は太る!

朝食

食べない、または、
トースト、コーヒー
か紅茶

昼食

おにぎりやサンドイッチ、
菓子パン、麺など
甘いジュースか
ペットボトルのお茶

夕食

スナック菓子や
唐揚げなど
アルコールなど

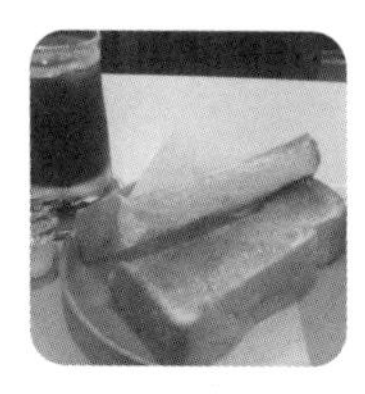

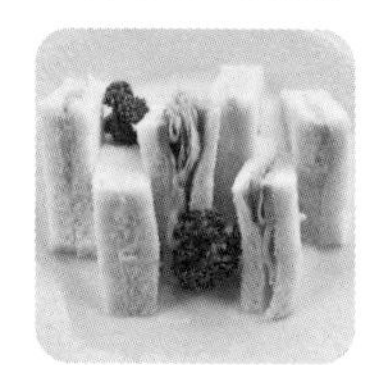

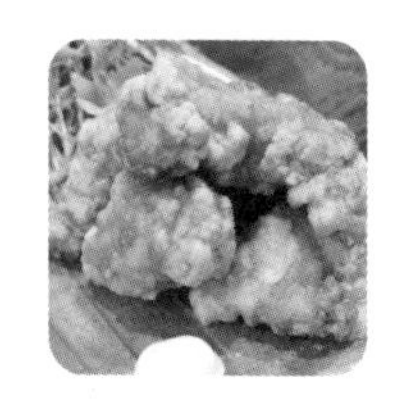

エネルギー不足

摂取エネルギー量に
見合った運動量に!

活動量の低下

消費エネルギー
の減少!

体の省エネ化

代謝異常の兆候（ちょうこう）は太る、冷える、疲れが残る、風邪をひきやすくなる、便秘、息切れ、肌荒れ、抜け毛など、いわゆる老化現象となって現れます。お気づきのように、**新陳代謝が停滞する兆候**でもあります。

老化と食事には、このように密接な関係があるのです。

「若返りシステム」が動き出す朝3つの習慣

若返り力は、朝8時までにやっておきたい3つの習慣で確実に強くなります。

1、早起きして朝日を浴びる。

2、済陽式生ジュースを飲む。

3、朝食をきちんと食べる。

朝8時までに「この3つ」をやろう！

1

早起きして朝日を浴びる

体が1日のリズムを刻みはじめる。

※朝8時（冬は9時）までの光を浴びる。

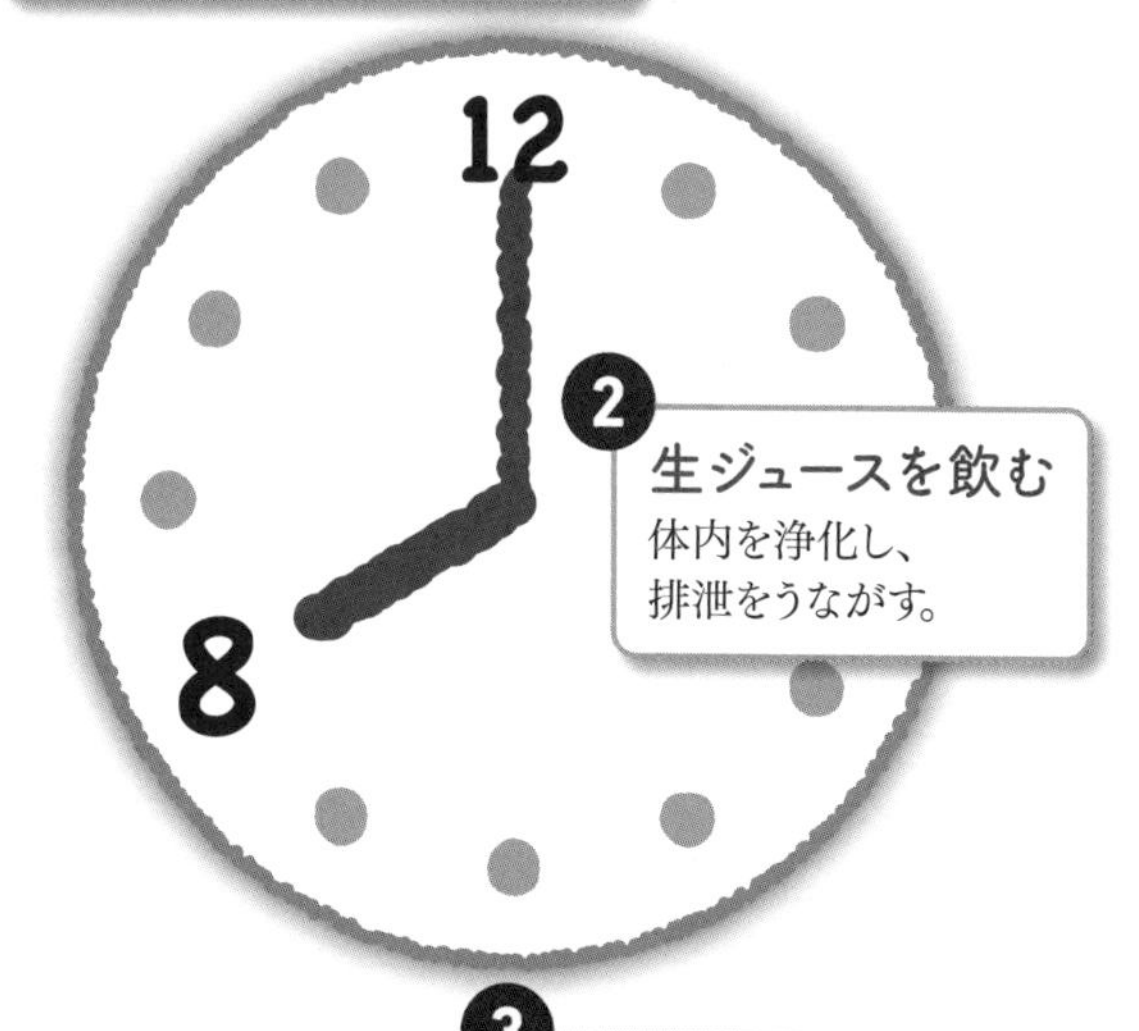

2

生ジュースを飲む

体内を浄化し、
排泄をうながす。

3

朝食をきちんと食べる

新しいエネルギーをつくり、
活動態勢を取る。

※生ジュースを飲んだ20分後に。

「若返り力」が
一気に強くなる！

この3つをセットで行なうことで、代謝は正常に働き出します。

これは、体に備わる「体内時計」の仕組みと関係します。

体内時計は脳にある「**親時計**」と、全身の細胞に組み込まれた「**子時計**」のリズムが合わさって正しく機能します。体内時計は、たんぱく質でできた時計遺伝子です。

毎朝、2つの時計がリズムを合わせて睡眠と目覚め、体温・血圧の調整、ホルモン分泌、臓器の活動など、体の働きを規則的にコントロールします。

親時計は、目に入った早朝の光の刺激を受けて、リズムを刻み出します。**日の出から、朝8時ころ（冬なら9時ころ）までの光を浴びる**ことが大切。日中の光では、親時計のリズムに影響を与えないからです。

子時計は、生ジュースと朝食を摂ることで調整されます。

「朝日、朝生ジュース、朝食」は毎日、気持ちよく生活するためのスイッチ。

毎朝、体の機能が規則的なリズムを刻んで、新しい1日の活動を始めます。朝日と朝食のどちらが欠けても、頭と体の時計の働きがバラバラになります。頭が重い、だるいといった「時差ボケ」のような状態を招いてしまうのです。

毎朝、決まった時刻に起床。すぐに窓のカーテンを開けて光を採り入れましょう。外に出て朝日を浴びれば、さらに効果的です。大きく伸びをしたり、首、手足の関節を回したりして血流をよくし、代謝を上げる準備を整えます。

そして、**生ジュースを飲んで体内を浄化**します。豊富な栄養素が代謝を助け、排泄をうながすと同時に、体内に溜まったごみの毒性を消して、体をきれいにしてくれるのです。

生ジュースを飲んだら、20分ほど時間をあけて朝食を摂ります。

その日1日を元気にすごすために、新しいエネルギーを朝食でつくるのです。これで、体は活動を始める態勢を取ります。朝食をきちんと摂ることで、体は体熱を活発に生み、血流と血のめぐり（血行）を促進します。

栄養素と酸素、女性ホルモンなど体の機能を調節するさまざまなホルモンが血流にのって、とどこおることなく全身の細胞に届けられます。かわりに、代謝のごみが回収されて、体外に排出されます。

こうして新陳代謝が進み、新旧の細胞の交替がスムーズに行なわれるのです。

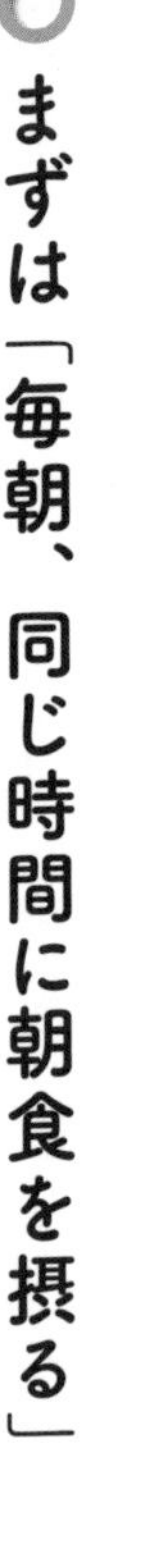

まずは「毎朝、同じ時間に朝食を摂る」

決まった時刻に摂る朝食の刺激で、胃や腸、肝臓などが正常に動き出します。

朝食を摂るタイミングは、**起きて1時間以内が最適**。前述したように、**生ジュースを飲んでから20分ほど間をあけて摂ります**。

生ジュースの栄養の消化を優先させることで、消化器をはじめ、さまざまな体の機能が正常なリズムを刻むからです。

朝食を抜いたり、食べる時間が不規則になったりすると、子時計はリセットされずに、親時計とリズムを合わせることができなくなります。

朝食では、必ず**炭水化物（糖質）とたんぱく質をいっしょに摂ります**。

糖質は脳のエネルギー源、たんぱく質は細胞の栄養源です。糖とたんぱく質を含む朝食が、親時計と子時計の針を合わせます。1日を快適にすごすために、脳と体にスイッチが入るのです。

胃と腸は時間の変化に合わせて、働き方を変えます。

午前中は、1章で述べたように、大腸の働きが促進され、おもに排泄にエネルギーがそそがれます。

午後は胃の活動が盛んになり、消化能力が高まります。夜8時ころからは、胃で消化された内容物が小腸に移動します。小腸は食事で摂った栄養を、体が有効に使えるように吸収するのです。

食事の質量のバランスは、**朝食はあっさり軽め、昼食しっかり、夕食少なめ**が理想。昔から「1日3食がいい」と言われています。

この習慣によって、「排泄・消化・吸収」の代謝サイクルがスムーズに回ります。体は摂った栄養を効率よく消化し、余すことなく吸収して活用します。

ボリュームある朝食だと、排泄に使われるエネルギーが消化に回って、排泄能力が落ちます。これが便秘の大きな一因。胃も必要以上に働かなければならず、負担がかかります。

胃が重く、朝食を食べたくないときは、無理する必要はありません。

ただし、生ジュースだけは飲むようにしましょう。

「朝ベジ・ファースト」——体が若くなる食べ方

野菜や果物には、肥満の元凶となる「食後高血糖」を防ぐ作用があります。

食後高血糖とは、食後に血糖値が急激に上がる現象。肥満を進める危険な症状であり、糖尿病への隠れた入り口と言われています。

食後高血糖を防止するには**「朝ベジ・ファースト」**——朝食での野菜常食、食事を野菜から食べる習慣——が効果を上げます。「ベジ」は「ベジタブル」で野菜。「ファースト」は「はじめに食べる」の意味。

「食後高血糖」――危ない食材の見分け方

太りやすい食材

レベル	食材	血糖値
超危険	食パン　菓子パン ベークドポテト　マッシュポテト 蜂蜜（少量なら心配はいらない）	超急上昇
危険	精白米（白いごはん）　餅　うどん　ラーメン クロワッサン　パスタ　じゃがいも かぼちゃ　パイナップル　バナナ 砂糖を使った料理	急上昇

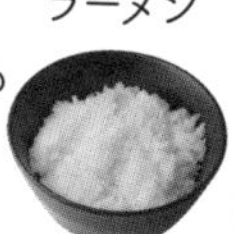

太りにくい食材

レベル	食材	血糖値
やや安心	玄米　そば　全粒粉パスタ ジャム類	上昇ゆるやか
安心	生フルーツジュース　全粒粉パン ライ麦パン　果物　野菜　豆類 海藻類　きのこ類　肉　魚介	上昇超ゆるやか

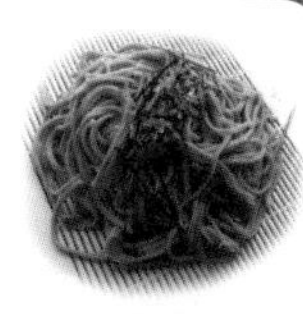

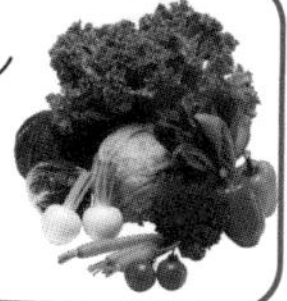

生野菜でも温野菜でも、野菜から食べると血糖値の上昇が抑えられることは、よく知られるようになってきました。

糖質の多い炭水化物のごはんやパンは、食後に血糖値を急上昇させます。

血糖値が急激に上がると、膵臓(すいぞう)から「肥満ホルモン」の異名を持つインスリンがそれこそドバっと大量に分泌されます。

インスリンには血液中にあふれる糖（血糖＝ぶどう糖）を細胞内に取り込み、脂肪に換(か)えてたくわえる性質があるのです。

なぜ、野菜から食べるといいのでしょうか。

野菜に豊富な**食物繊維には、糖を吸着する作用**があるからです。野菜を先に食べておくと、小腸での糖の吸収を適度に防いでくれるのです。体が必要とする以上の糖は、食物繊維に吸着され、便となって排泄されます。

朝食で野菜を多めに摂れば、昼食、夕食での血糖値を気にしなくてすみます。30グラムほどのキャベツの千切りでも、昼食まで効力があることがわかっています。

注意したいのは、糖質の多いいも類やかぼちゃ、砂糖を使った野菜の煮物。血糖値を上げてしまうので、食べるのは後回しにしましょう。

朝いちばんの生ジュースに、朝ベジ・ファースト――。

これで**血糖値対策は万全**です。体が冷える人は、生野菜サラダのかわりに野菜の具だくさんの味噌汁、おひたしを摂るようにしましょう。

納豆、卵は「1日1個食べたい」スーパー美食材

起床から1時間以内、生ジュースを飲んで20分後、朝食の時間です。

朝食の基本パターンは、「**一汁三菜の和食**」。あっさり軽めです。

主食は、炭水化物のごはん。一汁は味噌汁。主菜、副菜からはたんぱく質、ビタミン、ミネラル、食物酵素、食物繊維、フィトケミカルを摂ります。

主菜は魚が望ましいのですが、食事量を考慮すれば、卵や納豆を主菜扱いにする

のが適当です。

副菜の1品は、生野菜サラダかおひたしなどの温野菜。そして、**納豆、卵、海苔（のり）、漬物、じゃこ（しらす干し）**の5品を日替りの「定番おかず」にするのです。

卵焼きなど油脂を使う料理、ハム、ベーコンなど脂質の多い食材は消化を悪くします。サラダのドレッシングは、ノンオイルか酢を使いましょう。

納豆、卵、海苔、漬物、じゃこ——定番おかず5品には、たんぱく質が含まれます。糖質のごはんといっしょに摂ることで、体内時計がリセットされます。そして温かい味噌汁の刺激もあって、胃や腸が刺激されて働き出します。

これらの5品は、「誘眠ホルモン」と呼ばれる、「**メラトニン**」の分泌を促進します。含まれるアミノ酸の一種のトリプトファンが、メラトニンの材料になるのです。

メラトニンは、起床と目覚めを規則正しくします。体の機能が毎日、一定のリズムを刻むのに重要な役割を果たし、寝つきをよくして熟睡をもたらします。ですから、納豆をよく食べる人は、質のよい睡眠を持ちやすいと言えます。

メラトニンには強力な抗酸化力があり、別名「**不老長寿ホルモン**」と呼ばれます。

朝食はあっさり、軽めの「一汁三菜」

副菜
副菜
じゃこ
（or鮭フレーク）
生野菜サラダ
（or海苔、おひたし、漬物）
主菜
納豆（or卵）
焼き鮭一切れでも
OK!
主食
一汁
白米ごはん
野菜具だくさん味噌汁

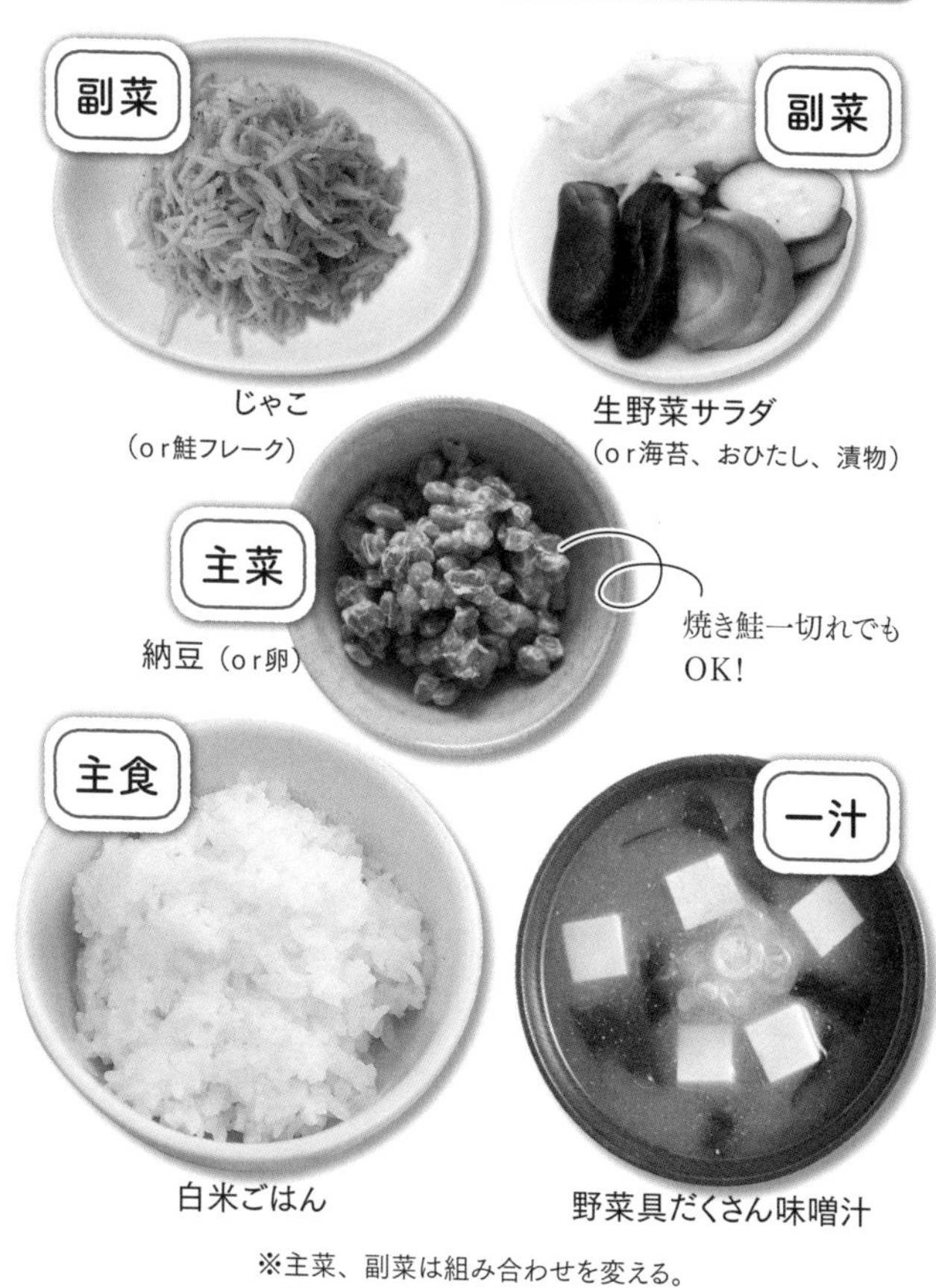

※主菜、副菜は組み合わせを変える。
※納豆、生卵なら副菜扱いでもOK。

乳ガンの発症に、女性ホルモンの分泌低下が大きくかかわっていますが、メラトニンの分泌低下も関係することがわかっています。

どの食材も、さまざまな働きを示す栄養素を含みます。直接的にも間接的にも、新陳代謝を高め、美容に貢献する働きがそのひとつ。熟睡効果だけでも、その期待は持てます。熟睡の習慣で代謝が上がり、**体は「温かく、太りにくく」なる**のです。

発酵食品の納豆、漬物は腸内環境と血流を改善します。便秘などの毒素発生の原因を解消し、栄養素や酸素、ホルモンを体のすみずみまで行き渡らせます。

納豆には、多種の食物酵素が含まれています。血液をサラサラにし、血流をよくするナットウキナーゼがよく知られています。

ただ、酵素には、熱に弱いという弱点があります。納豆はあつあつのごはんではなく、ほどよい温かさになってからかけて食べると、効率的に摂取できます。

卵にも、血流をよくする作用があります。卵黄に含まれる脂質のレシチンは若さを維持したり、取り戻したりするうえで重要な役割を果たします。新しい細胞をつくるのに必要な栄養素を細胞内に取り込み、たとえば肌をみずみずしくします。シ

「納豆」と「卵」は毎日、食べたい美食材

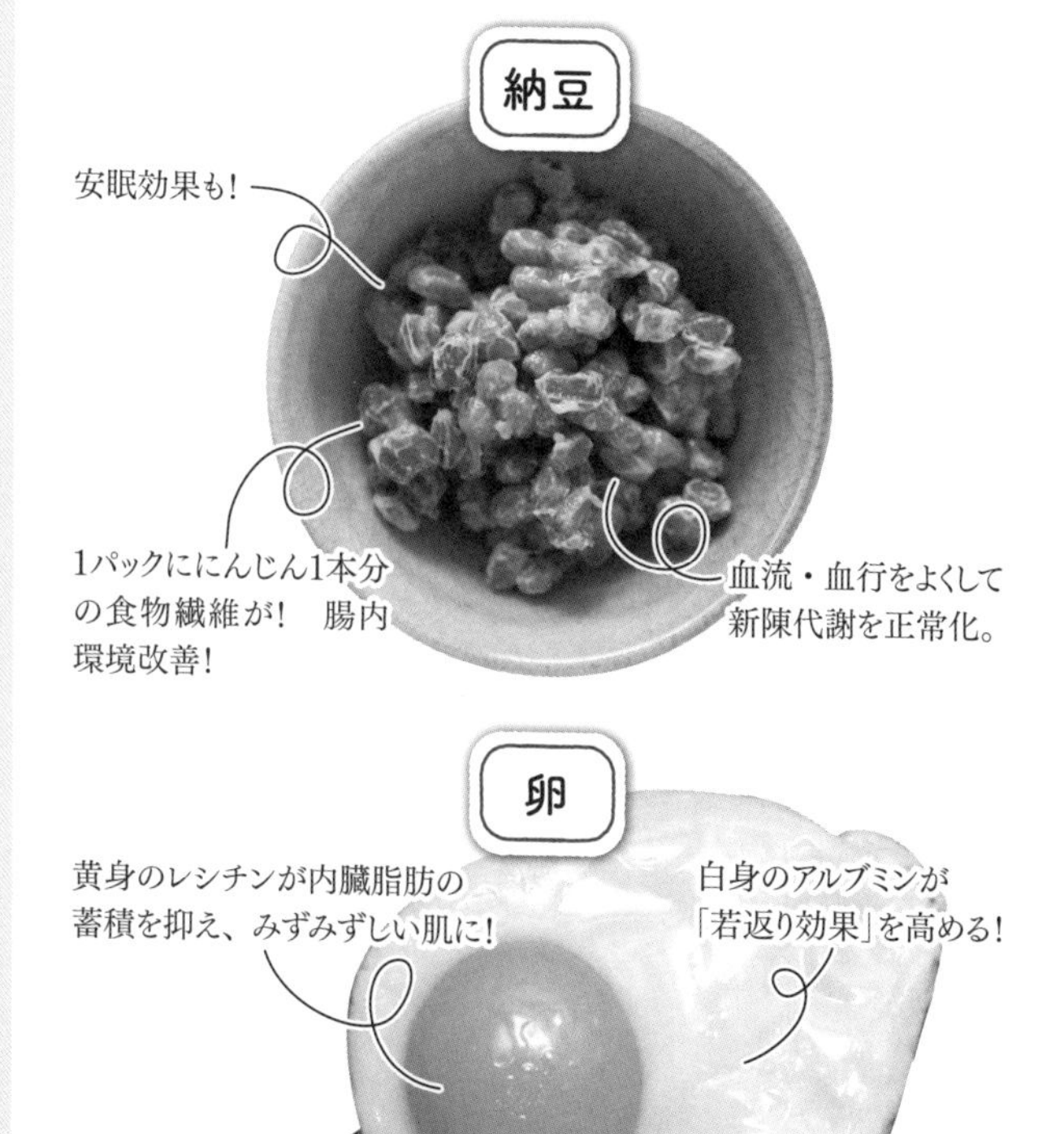

納豆
安眠効果も！
1パックににんじん1本分の食物繊維が！　腸内環境改善！
血流・血行をよくして新陳代謝を正常化。
卵
黄身のレシチンが内臓脂肪の蓄積を抑え、みずみずしい肌に！
白身のアルブミンが「若返り効果」を高める！

※卵は半熟ゆで卵か、温泉卵で食べるのが消化によくていい（1時間半）。
生卵、ゆで卵はその1・5～2倍。卵焼きは2倍以上。

ワ、たるみ、そばかす、にきびの予防・改善に効果を上げる栄養素も豊富です。
卵白の成分である良質のたんぱく質（アルブミン）は、その量が健康長寿の指標になっています。多ければ多いほど、若返り効果が高まるのです。

卵は体全般に必要な栄養素が豊富で、若い体、病気になりにくい体、また、**一生にわたって健康美をつくる**うえで欠かせない「**スーパー健康食材**」。

毎日、1個は食べたい食材です。

ダイエットビタミン「じゃこ」が、女の体を強くする！

40歳になったら、意識して摂ってもらいたい天然ビタミンがあります。

「**葉酸**」と「**ビタミンD**」です。

どちらも、40代の女性には不足気味なビタミンです。

葉酸は、その名称どおり葉野菜に多く含まれます。「ビタミンM」とも呼ばれ、**細胞の生まれ変わりに必要な栄養素**です。ビタミンCとの相乗効果で、シミや色素の沈着を防ぎます。血流も改善します。

葉酸はとくに菜の花、ほうれんそう、ブロッコリー、モロヘイヤ、豆類に豊富。ただ、調理や長時間保存による酸化で破壊されてしまいます。新鮮な野菜、果物で摂るようにしましょう。

朝食で摂りやすいのは、1枚の海苔です。海苔は少量でも手軽に葉酸を摂取でき、新陳代謝の活発化に欠かせない食材です。大腸ガンの予防に効果大、との報告もあります。

40歳をすぎたら、毎日、摂ってほしいのが、「**ひとつまみのじゃこ**」。じゃこは、いわし類の稚魚（ちぎょ）。たんぱく質、生活習慣病の予防に役立つ良質の脂肪分（DHA・EPA）を持ちます。そのほかに、ビタミンDを多く含みます。女性の半数に足りていないビタミンです。

ビタミンDは、カルシウムの吸収をよくし、骨を丈夫にする作用があることはよく知られています。

近年では、**新陳代謝を活発にし、免疫力を高めるスーパー栄養素**として注目されています。乳ガン、子宮ガンの発症も予防します。

また、筋肉量の増強にもかかわります。筋肉量が多くなると代謝が上がるため、ビタミンDは、肥満を予防・解消する「**ダイエットビタミン**」と言えます。

じゃこひとつまみ（10グラム）で、1日の必要量が摂れます。納豆、味噌などの大豆製品とともに摂ると、効果が倍増します。

鮭やさんま、さば、あじ、いわしなどの青魚にも豊富に含まれますが、とびぬけて多いのが鮭です。

ビタミンDの摂取タイミングは、いつでもかまいません。ただ、習慣化するためには、摂りやすい時間帯、食べやすい食材であることが理想です。

毎日、鮭や青魚ではたいへんですが、じゃこなら、継続は簡単です。

和食には、生活習慣病を呼び込む塩分が多くなりがち、という欠点があります。

しかし、塩分さえ気をつければ、代謝を上げるのに適している食材を多く摂るこ

「海苔」と「じゃこ」は朝に食べる薬

海苔
骨を丈夫にするカルシウム、
貧血予防の鉄分も！
青魚に豊富なEPA、肝臓の
機能を高めるタウリンを含む。
豊富な葉酸が
大腸ガンを防ぐ！

じゃこ
新陳代謝アップ！
内臓脂肪の
蓄積を抑える。
乳ガン、子宮体ガンなど、
ガンの発症を防ぐ。
食欲抑制ホルモン・
レプチンの材料に。

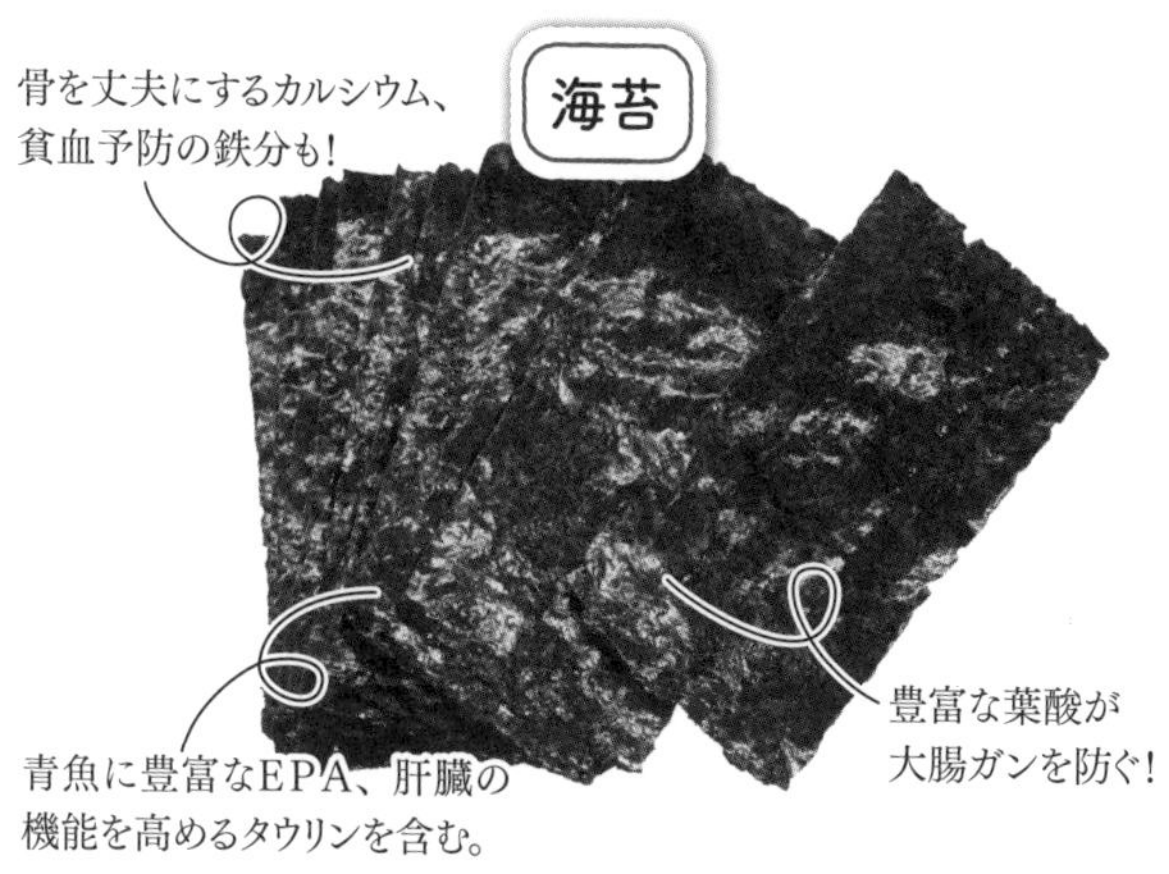

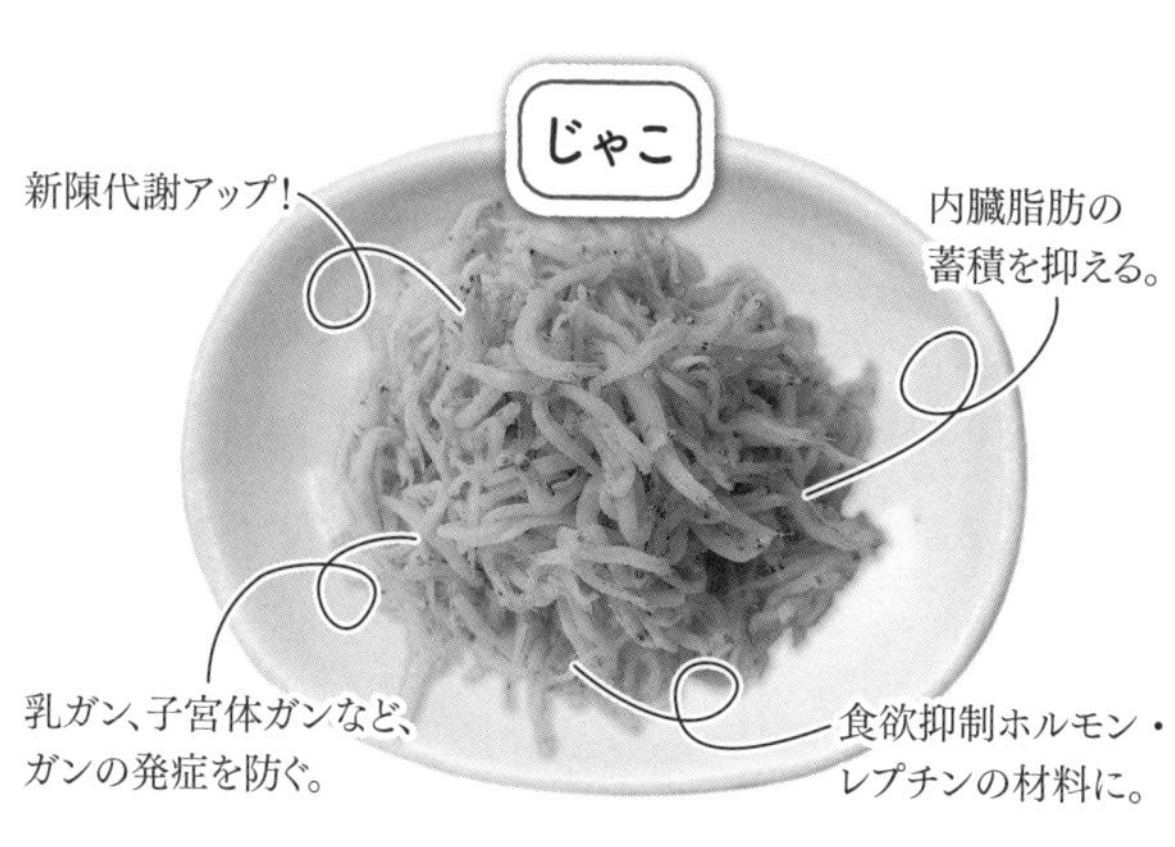

とができます。

和食は、地中海食と並ぶ世界の健康食に挙げられています。その理由が、ここにあるのです。

朝は、自分の意思で活用できる時間帯。

「朝日、朝生ジュース、朝食」、この3つの習慣を身につけるのに最適です。

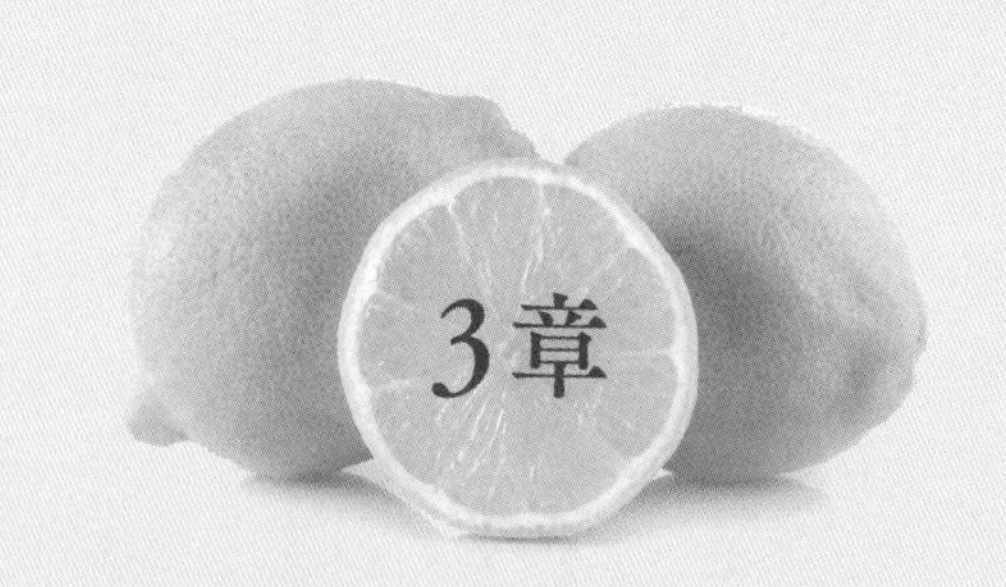

40代美人――「温かい体」になると、食べても太らない！

「温かい体」は、40代美人の基本条件

40代の女性にとって「温かい体」であるかどうかは、きわめて重要です。温かい体とは、冷えない、疲れが残らない、太らない「代謝のいい体」のこと。代謝がよければ、老化を促進する酸化も糖化も防ぐことができ、肌も髪もツヤツヤ、体型もシュッとして、実年齢よりも若く、元気でいることができます。

もちろん、病気も寄せつけず、健康的で充実した人生を送ることもできるのです。

「温かい体」かどうかは、冷えない、疲れが残らない、肩がこらない、といった基準のほか、「太っているかどうか」、つまり、腹囲や体脂肪率で判断するのが簡単です。

40代女性の共通の悩みと言えば「**お腹ポッコリ**」——。これは「**女性ホルモンの分泌低下」が始まったことを表すサイン**。じつは、危険な兆候なのです。

女性ホルモンは最良のアンチエイジング剤

女性ホルモン

「女性らしさ」をつくる

- 豊かな髪と美肌。
- 乳腺の発達。
- 女性らしい体型。
- 子宮保護と機能の正常化。

アンチエイジング効果

- 脳を活性化。
- 自律神経の安定化。
- 免疫システムを強化。
- 骨を丈夫にする。
- 内臓脂肪をつきにくくする。

女性ホルモンの分泌量の変化

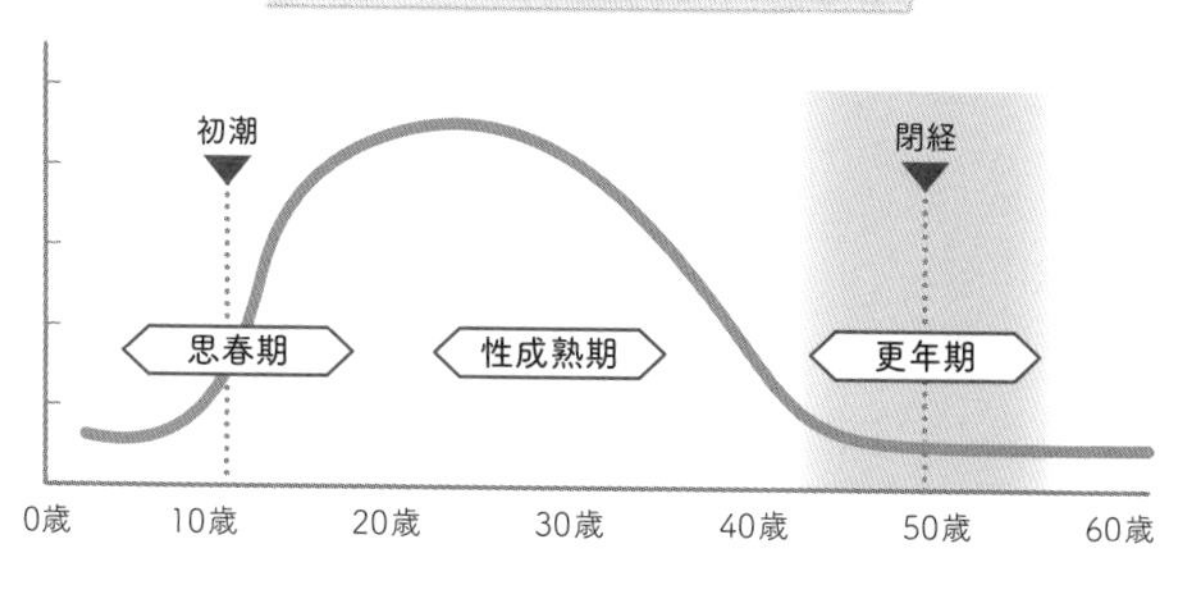

女性ホルモンの分泌は20～30代をピークに低下しはじめ、更年期に入ると卵巣の老化とともに、分泌量がいちだんと減少していきます。

女性ホルモンには、いくつかの種類があります。

一般には、「エストロゲン」というホルモンを指します。女性の大切な機能の妊娠・出産を支える役割をになないます。

それだけでなく、女性らしい健康美をつくり、保護します。とくに、血管の老化を防ぐ働きがあることから、エストロゲンは「**最良の天然アンチエイジング剤**」と言われています。

「人は血管とともに老いる」といいます。血管の老化を抑える女性ホルモンの働きは、女性に与えられた特権です。この特権を持たない男性の「血管老化」は、女性のそれよりも10年以上も早く進んでいきます。

「お腹ポッコリ」の正体は、胃や腸、肝臓の周囲に**過剰に溜まった「内臓脂肪」**です。

胃の下縁（かえん）から、小腸・大腸の前面にエプロンみたいに垂れ下がる大網（だいもう）や、小腸を包んで支える腸間膜（ちょうかんまく）などにべっとり付着します。

内臓脂肪は女性よりも男性に多く、溜まりやすい脂肪。中年太りが、その内臓脂肪による肥満です。加齢とともに、食習慣・生活習慣の乱れ、運動不足が加わった「低代謝の体」に蓄積されます。

内臓脂肪は女性の体にも存在しますが、男性のように過剰な蓄積はありません。女性ホルモンが、内臓脂肪の蓄積をブロックするからです。

女性の体は、子宮を保護する必要から、女性ホルモンの作用で、おもにお尻回りや太ももの皮下に脂肪（皮下脂肪）をたくわえます。

ただ、「エストロゲン――最良のアンチエイジング剤」の効力も、分泌低下とともに、**まるで保証期間が切れるようにして失われていきます**。たとえば、脂肪の貯蔵場所が下半身から、内臓の周囲へと移るのもそのひとつ。

だから、40代女性は、お腹ポッコリになりやすいのです。

女性の場合、中年太りと言うより、その原因から「**更年期太り**」と表現するのが適切かもしれません。

40代女性は、お腹がポッコリしてきたら要注意です。

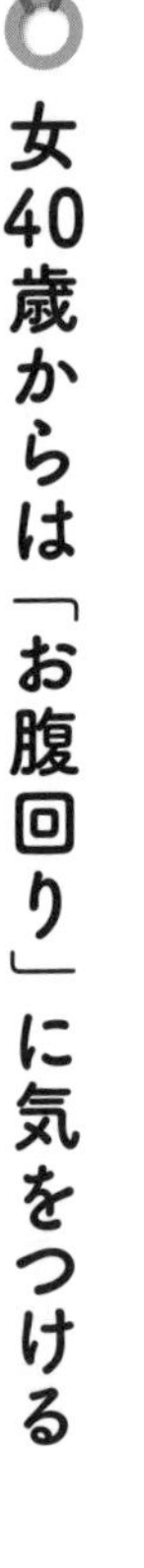

女40歳からは「お腹回り」に気をつける

お腹回りが「身長の半分」以内――。

これが、お腹ポッコリかどうかの分岐点です。

内臓脂肪も皮下脂肪も、体には必要な組織。エネルギー源になる、体温を保つ、内臓を保護するといった重要な役割をになっています。

ただ、それが**過剰に溜まってしまうから問題**なのです。

脂肪組織からは、体の機能を調節する「サイトカイン」という物質が100種類以上も分泌されます。体を守る「善玉物質」もあれば、体に害を与える「悪玉物質」もあります。悪玉物質は、内臓脂肪から多くの種類と量が分泌されます。

サイトカインは、ホルモンと似た働きをする物質。わかりやすく言うと、その違

内臓脂肪は「大網（だいもう）」に溜まる！

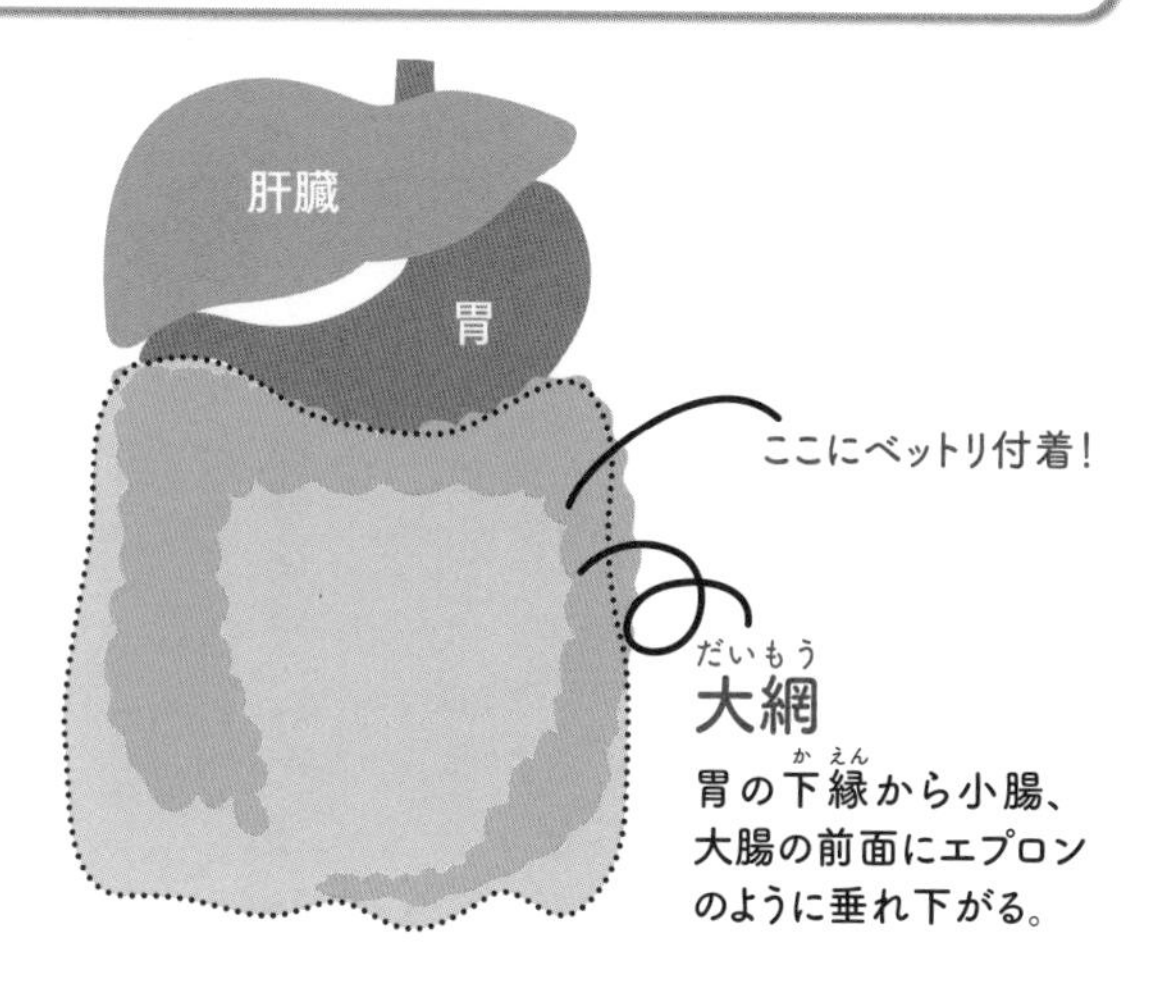

肝臓
胃
ここにベットリ付着！
大網（だいもう）
胃の下縁（かえん）から小腸、大腸の前面にエプロンのように垂れ下がる。

脂肪組織は「善玉」「悪玉」2つの物質を分泌

善玉物質

- **アディポネクチン**
  血管を若くして、動脈硬化を予防。
- **レプチン**
  食欲を抑えて、肥満を防止。

悪玉物質

- **PAI-1**
  血栓を溶けにくくして動脈硬化を引き起こす。
- **TNF-α**
  インスリンの効き目を悪くして糖尿病を招く。
- **アンジオテンシンII**
  血圧を上げる。

いはつくられる部位にあります。サイトカインが細胞、ホルモンは臓器でつくられて分泌されます。

善玉物質の代表は、「アディポネクチン」と「レプチン」という物質。生活習慣病の温床になる「メタボ（メタボリックシンドローム）」から、体を守ります。

アディポネクチンは**血管を若々しくして動脈硬化を防止**し、また**糖尿病を予防**する働きがあります。

動脈硬化は血管老化の元凶で、血管壁が硬くなったり、血管内にこぶができたりする病気。血管が切れる脳出血や血管が詰まる脳梗塞、心筋梗塞など、「突然死」を招く血管事故の原因になります。

血管に障害が起こることで、血流が悪くなります。スムーズな新陳代謝をさまたげるので、若返り力が失われていきます。

レプチンには**食欲を抑えて、肥満を防止する**作用があります。

内臓脂肪が過剰に溜まると、サイトカインの悪玉物質が優勢になります。そのうえ、アディポネクチンの分泌を抑えてしまうのです。

何種類かの悪玉物質は、インスリンの効果を悪くします。血糖値を上げて、糖尿病を呼び込みます。さらには、血圧も上げる、血栓（血のかたまり）をつくる、動脈硬化をうながすといった症状を引き起こします。

「内臓脂肪そのものが悪玉化する」と言えるでしょう。

内臓脂肪の悪玉化はお腹回り、つまり腹囲から判断できます。

メタボの基準値は90センチですが、欧米女性の89センチに比べてだいぶ甘い数値です。専門家の間では「80センチが適正」との見解が広がり、近く引き下げられる動きがあります。

体格は人によって違います。数値よりも、**身長の半分を目安にするのが適切**ではないかと考えています。腹囲がこの目安を超えたら、危険なお腹ポッコリと思って間違いありません。

たっぷりついた皮下脂肪にも、深刻な問題がひそみます。

溜まった皮下脂肪は乳ガン、子宮体ガンの発症に大きくかかわります。

乳ガンも子宮体ガンも、**女性ホルモンの分泌量が多いと発症リスクは高まる**のです。女性ホルモンは卵巣からだけではなく、じつは皮下脂肪からも分泌されます。皮下脂肪が溜まれば溜まるほど、女性ホルモンの分泌量は増えていきます。閉経後、女性ホルモンは、卵巣からの分泌がほとんどなくなっても、皮下脂肪からの分泌はまだ続くのです。

カロリーを気にしすぎると「隠れ肥満」になる？

体重は増えないのに、お腹だけがポッコリの人がいます。「**隠れ肥満**」と言われる肥満で、更年期太りの特徴でもあります。医学的には、「正常体重肥満」の呼称を持ちます。

粗食、小食、運動嫌いで、もともとやせている人に多く見られます。ダイエットに熱心で、カロリーを気にするあまり食事の質を悪くしています。

40歳からは「4つの数値」に注意!

❶ 腹囲

「身長の半分以内」が目安。

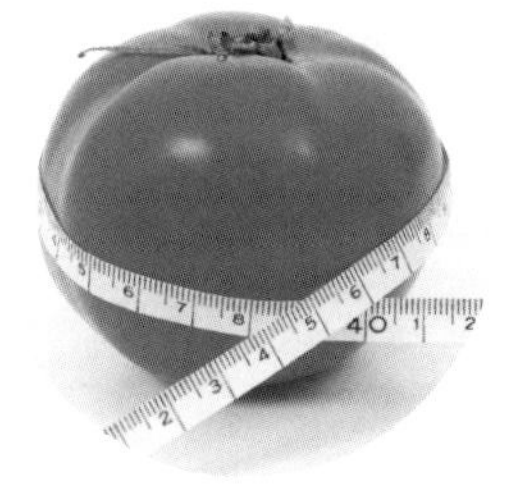

❷ 体脂肪率

20～30%未満	標準
30%以上	肥満

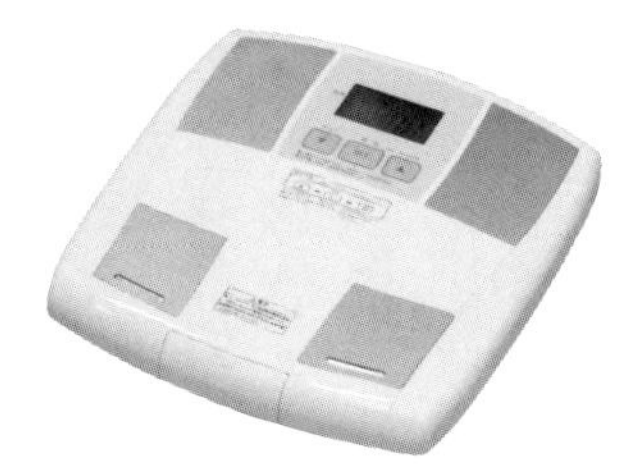

体重体組成計で測定

❸ 内臓脂肪レベル

9以下	標準
10～14	やや過剰
15以上	過剰

体重体組成計で測定

❹ BMI

18.5未満	やせ
18.5 ～ 25未満	標準
25以上	肥満

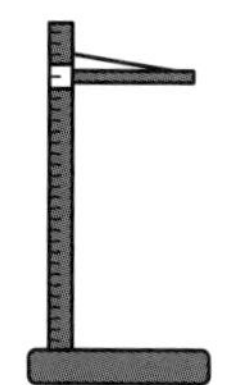

【算出法】
体重（kg）÷身長（m）÷身長（m）

きちんと食べていてもお腹がポッコリするのは、少ない摂取エネルギー量さえも消費できない、「超低代謝の体」になっているからです。

女性ホルモンの分泌には、食事が大きく影響します。低栄養の食生活は、分泌低下を招き、内臓脂肪が溜まりやすい体内環境をつくるのです。

脂肪は、女性も男性も皮下から溜まっていきます。日本人は欧米人に比べて皮下に貯蔵する能力が低く、**脂肪はすぐに行き場を失い、内臓周囲に向かいます**。やせている人だと、皮下の脂肪貯蔵能力が低いため、皮下脂肪を溜めにくいのです。これも、太っていないのにお腹だけがポッコリする理由です。

肥満度の指標として、「BMI」が使われます。しかし、隠れ肥満を考慮すれば、体内の実態を的確に表すのは「**体脂肪率**」です。

体脂肪率は、体重体組成計で測定します。30パーセントを超えると、肥満と判定されます。内臓脂肪のレベルも、体組成計でわかります。

標準値の範囲内に収まる腹囲、体脂肪率、BMI、内臓レベルは若い体を保証します。とくに、**腹囲は更年期太りの目安**になります。

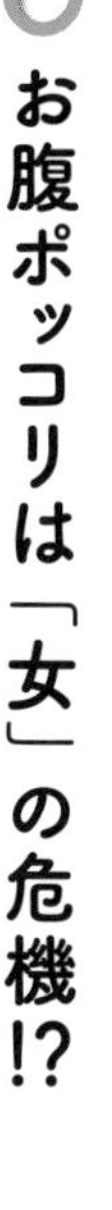

お腹ポッコリは「女」の危機!?

お腹ポッコリは、ガンの発症リスクも高めます。

お腹がポッコリすると、内臓脂肪から分泌される悪玉物質の作用で、血液中のこれも悪玉と呼ばれる**LDLコレステロールが増加**します。

悪玉コレステロールは活性酸素の攻撃を受けて酸化し、毒性を強めて超悪玉の酸化LDLコレステロールに変化します。

すると即座に、免疫システムが作動してこれを撃退します。マクロファージという、免疫細胞が食べつくすのです。マクロファージは満腹になると、死滅します。

その死骸（しがい）は血管内でおかゆのような、どろどろしたかたまりになって血管壁に付着します。血管は硬くなって狭くなり、動脈硬化を引き起こすのです。

問題なのは、動脈硬化で血流が悪くなること。ガン細胞を退治する免疫細胞のリンパ球は、血流にのってガン細胞を見つけ攻撃します。血流が悪くなれば、リンパ球は体のすみずみまで行き届かず、重要な役割のガン細胞退治がおろそかになります。

また、超悪玉コレステロールを処理する際、マクロファージが大量に動員されるので、免疫力そのものが全体的に低下してしまうのです。

乳ガンも子宮体ガンも、免疫力の低下でさらに発症リスクを高めます。

お腹ポッコリと言えば、糖尿病。糖尿病は、ガンの発症を誘発します。

糖尿病の人は、そうでない人に比べてガンになるリスクが高まると、厚労省の調査でわかっています。

糖尿病になると、インスリンの効き目が悪くなります。そのぶん、過剰に分泌されるインスリンの刺激で、ガンが発症しやすくなると考えられています。

お腹ポッコリは、放っておいていいことはまったくありません。**内臓脂肪は、絶対に増やしてはいけない**のです。

では、やせていればいいのかと言えば、そうではなく、たいがいは食が細い低代謝の体ですから、免疫力が低下しています。**やせすぎは太りすぎと同じくらい発ガンのリスクが高まります**。感染症にもかかりやすく、肥満の人よりも死亡率が高いことがわかっています。

食べ方を変えれば、1週間で「太らない体」になる！

ダイエットは、運動よりも食事で行なうほうがラクで簡単です。

1カ月でわずか1キロ減量するにも、運動だと毎日、1時間の強めのウォーキングを続けなければなりません。食事なら、1日に「ごはんを1膳減らす」だけで達成できるのです。

食事をおもに、毎日、生活のなかで30～40分ほど歩くのを基本にすれば、体重は自然に無理なく落ちていき、お腹回りもスッキリします。

そもそも、**体には太った体をスリムな体型に戻す力**が備わっています。

「**自然治癒力**」という、いつでも元気で健康な体を保とうとする生命の仕組みです。暑くなれば汗をかいて体温が下がるのも、けがの傷口が自然にふさがるのも自然治癒力。病気を防いだり治したりする免疫力も、自然治癒力の機能です。

自然治癒力が正常に働いていれば、太っている体、やせすぎている体は適正な体に戻ります。

自然治癒力は、若返り力と同義語と思ってください。上がるのも下がるのも、やはり生活習慣、それも食習慣に大きく左右されます。

自然治癒力、すなわち若返り力が目覚めれば、体は**1週間で「太らない体」に変わります**。

ここで、「若返り力が目覚める」8つの習慣を紹介しましょう。ガン患者さんに指導している「済陽式食事療法」と生活習慣のアレンジ版です。

済陽式食事療法は、太っている患者さんだと1カ月に3～5キロも減量し、やがて適正な体重に落ち着きます。

★「若返り力が目覚める」8つの習慣

1、1日3食(2章参照)。
2、朝ベジ・ファースト(2章参照)。
3、朝食で糖質、たんぱく質、葉酸、ビタミンDを摂る(2章参照)。
4、栄養バランスよく「腹八分」。
5、早起きして朝日を浴びる(2章参照)。
6、大股早足10分。
7、入浴時に5分間、首までつかる。
8、夕食後2時間あけてから寝る(7時間睡眠)。

これら4つの食べ方、4つの生活習慣は、太りグセを消し、「**やせグセをつける**」基本則でもあるのです。

太っている人なら、夢みたいな「人生最大の減量」が始まります。

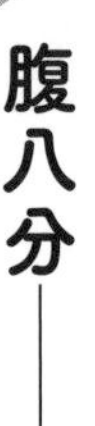

腹八分——「食事には20分かける」がやせる食べ方

「腹八分に医者いらず」——食べすぎずに腹八分目にすれば健康だという格言です。

前項の「若返り力が目覚める」８つの習慣のなかで、「１日３食」「朝ベジ・ファースト」「朝食で糖質、たんぱく質、葉酸、ビタミンDを摂る」「早起きして朝日を浴びる」については、２章で紹介しました。この項では「腹八分」について説明します。

腹八分とは、「**手のひらにのるサイズ、量**」が目安です。

ごはんなら、茶碗に軽く1膳（食べても少なめの2膳以内）。

主菜の肉、魚は80～１００グラム。

副菜も手のひらに収まる程度の量。低カロリーでビタミン、ミネラルが豊富な野

40代から「太らない体」をつくる食べ方

1 1日3食

朝 あっさり、軽め
炭水化物（糖質）
たんぱく質

昼 しっかり
脂質をしっかり摂取する
なら昼

夕 少なめ
たんぱく質中心

2 朝ベジ・ファースト

・朝食で野菜を必ず食べる。
・食事を野菜から食べる。

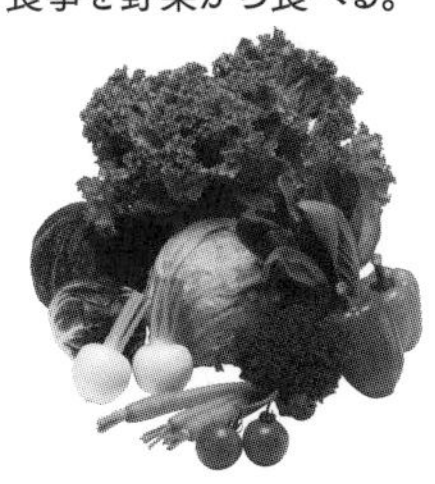

3 朝食で葉酸、ビタミンB群、Dは必ず

代謝を上げるビタミンB群

B_1 糖質の代謝をサポート
納豆、卵、豆腐、じゃこ、
鮭

B_2 脂質の代謝をサポート
納豆、豆腐、海苔、
干し椎茸

B_6 たんぱく質の代謝をサポート
ごま、鮭、じゃこ

4 栄養バランスよく「腹八分」

主食 ごはん軽く1膳。

主菜 肉・魚とも80～100g。

副菜 手のひらに収まる程度。
加熱野菜は握りこぶし大。
生野菜サラダは軽く両手盛り。

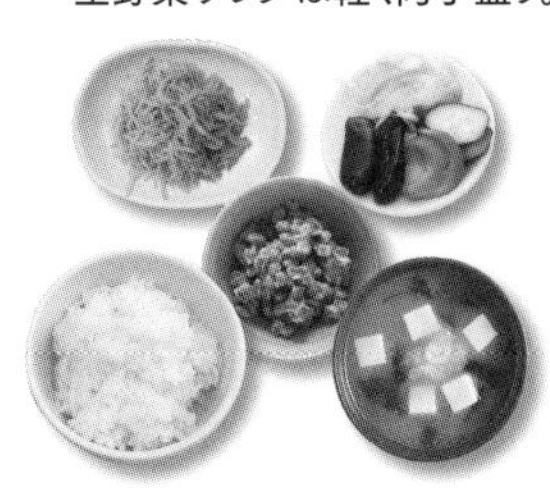

菜はこの目安を超えて食べても、食べすぎにはなりません。**野菜は加熱したものなら、握りこぶし大。生野菜サラダだと、軽く両手盛り**ほどの量が目安です。

和食の「一汁三菜」でこの量なら、カロリー計算の必要はありません。栄養のバランスも取れています。

食事のボリュームを減らすことで感じるもの足りなさは、食事にかける時間と食べ物をかむ回数で補えます。

食事にかける時間は、最低でも20分。満腹感は、満腹信号が胃から脳に送られて得られます。その所要時間が20分ほどなのです。

かむ回数は「一口30回」と言われていますが、現代は軟らかい食材が多いので、**20回で十分**です。

かむ回数が少ないと、朝ベジ・ファーストを実践しても、胃にいきなりたくさんの食べ物が入り、糖分が短時間で吸収されて血糖値を急上昇させかねません。

しっかりかむことで食欲を抑えたり、脂肪を分解したりするホルモンが脳内や口中に分泌されるのです。

お腹が「グーッ」と鳴るたび、肌がきれいになる

昼に、質量ともしっかりした食事をすることが、「やせグセをつける」コツです。

胃や腸の消化器は時間の推移に合わせて、働き方を変えます。

午前中は、大腸の働きが活発化して、排泄にエネルギーがそそがれます
午後は、胃の活動が盛んになり、消化の能力が高まります。通常、体をよく動かす時間帯ですから、よほどの過食でないかぎり、摂った食事は効率よくエネルギーに換えられて消費されます。

脂質、たんぱく質をしっかり摂っていい、**「太りにくい時間帯」**なのです。

昼食は、朝食から最低でも4時間はあけます。消化に2～4時間かかるからです。

昼食後2～3時間もすると、小腹がすきます。細胞には**「BMAL1（ビーマル**

ワン)」というたんぱく質が存在します。脂肪を溜める作用があります。夜間に増え、午後2~3時は最小になります。この1時間は、**もっとも太りにくい時間帯**です。

このタイミングでおやつを食べれば、適量なら肥満を気にすることはありません。果物、ドライフルーツ、ナッツが適しています。たまになら、スイーツを楽しむのも、気分転換になっていいでしょう。

果物に含まれる果糖は、即効性のあるエネルギー源。疲れているときや激しい運動をした後に食べると、果糖が使われ、疲労回復におおいに役立ちます。

夜8時ころからは、胃で消化された内容物が小腸に移動し、小腸の活動が促進されます。食事で摂った栄養を、体が有効に使えるよう吸収します。食べすぎていれば、余分な栄養を脂肪に換えて溜め込みます。

夜8時以降が、**1日でいちばん太りやすい時間帯**と言っていいでしょう。高カロリーの食事ではなく、たんぱく質中心の脂質控えめ、量少なめの食事を、遅くても夜9時までにすませるようにします。

9時すぎに食事を摂る習慣は、最悪の太りグセです。夜遅くまで食べていると、

お腹が「グーッ」と鳴るたび若返る

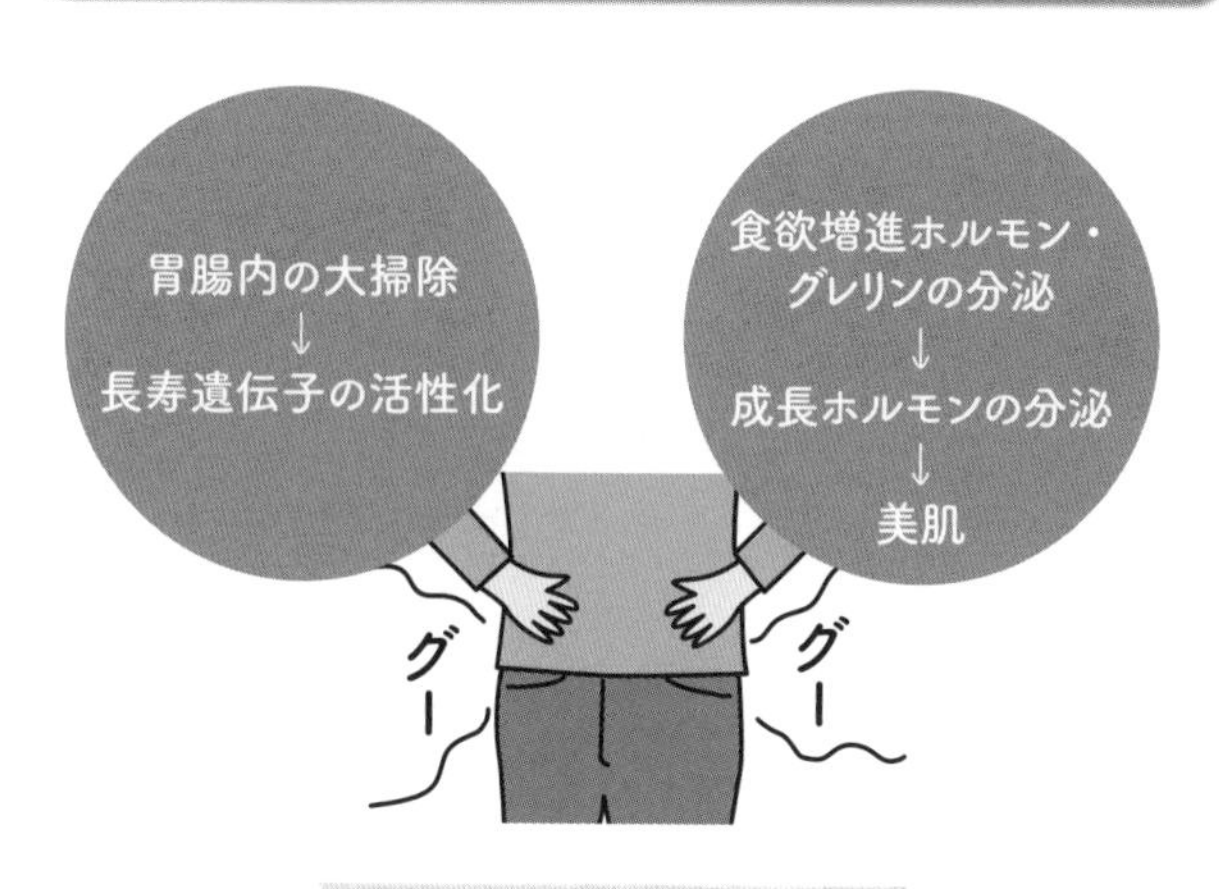

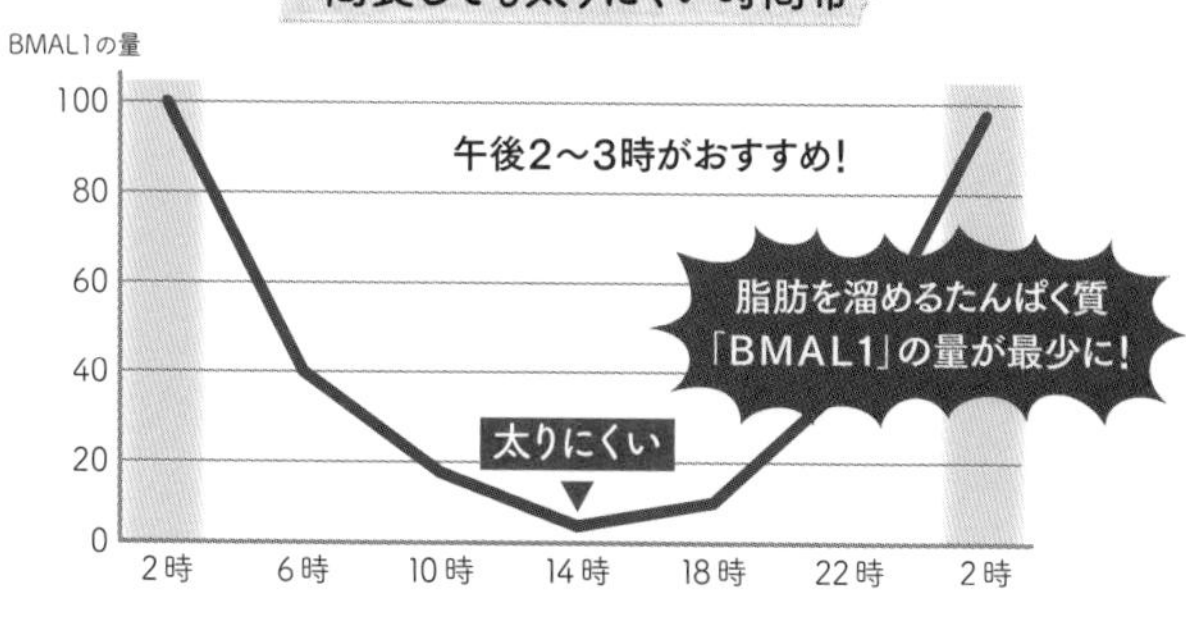

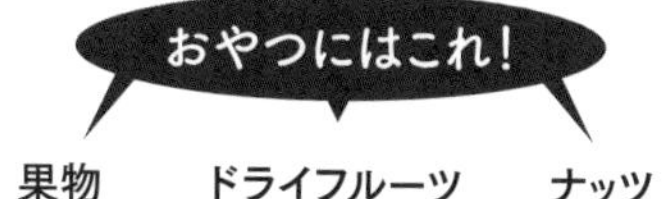

果物　ドライフルーツ　ナッツ

消化が優先されて栄養の吸収が十分に行なわれなくなります。

注意したいのは、糖質の多い食事、デザート、夜食、アルコールの過飲。太りグセをつけてしまいます。

食事はいつも決まった時間に摂るのが理想ですが、空腹でないときは無理に摂る必要はありません。

空腹は、「美肌」をつくります。

空腹を感じると、食欲を高める「グレリン」というホルモンが分泌されます。

グレリンは、「成長ホルモン」の分泌を促進します。成長ホルモンはダメージを受けた肌を修復し、シミやシワ、たるみを防ぎ、ハリとツヤを保ちます。つまり、グレリンは新陳代謝を盛んにするのです。

空腹で「グーッ」と鳴るときは、胃や腸で、大掃除が始まっている合図。老化や病気を食い止める、「長寿遺伝子」が目覚めます。

お腹が「グーッ」と鳴るたびに若返る、と言っても言いすぎではありません。

空腹を1時間ほどがまんすると、美肌、若返りの効果は最大限に得られます。

「深く、よく眠る」は最高の女磨き

夕食後、すぐに寝ると、血糖値が上がったままの状態になります。

血糖値を下げるために急いで大量に分泌されるインスリンが、血液中にあふれる糖分（血糖）を細胞にせっせと取り込みます。飲食直後の就寝が習慣になると、睡眠中に脂肪が溜め込まれ、体は脂肪体質に傾いていきます。

また、夕食の消化が就寝中にも行なわれ、朝、起きたときに胃がもたれていたり、だるかったりします。胃の「オーバーワーク」です。胃にも休息が必要なのです。

夕食後、少なくても**2時間はあけて就寝すると、やせグセがつきます**。小腸の機能が高まり、食事で摂った栄養は十分に吸収されます。

夜、寝ている間は、体をつくりなおす時間帯。日中にダメージを受けた細胞が修復・再生します。吸収された栄養が、その材料になります。

睡眠中は、成長ホルモンの作用で脂肪が燃えます。

ただ、成長ホルモンには、血糖値が上がったままだと、分泌が抑えられる性質があります。つまり、飲食直後の就寝は、ダイエットタイムをなくしてしまうのです。

睡眠は、食欲をコントロールします。

短い睡眠時間は、食欲を高めるグレリンの分泌をうながします。その量が増えるにしたがって、食欲を抑えるレプチンの分泌量が減少します。このレプチンには、脂肪の蓄積を抑える作用があるため、分泌量が低下すると脂肪の増加につながります。

つまり、**睡眠不足は食べすぎを誘い、体を肥満体質に傾ける**のです。

統計的に、7時間前後の睡眠が健康的でもっとも長生きする、という調査結果が発表されています。7時間前後の睡眠を取っている人は、時間が短い人や長い人に比べて、生活習慣病にかかるリスクが低いこともわかっています。

4時間睡眠など、睡眠時間を極端に制限していると、血糖値が高くなったり、血圧が上がったりすることが明らかになっています。

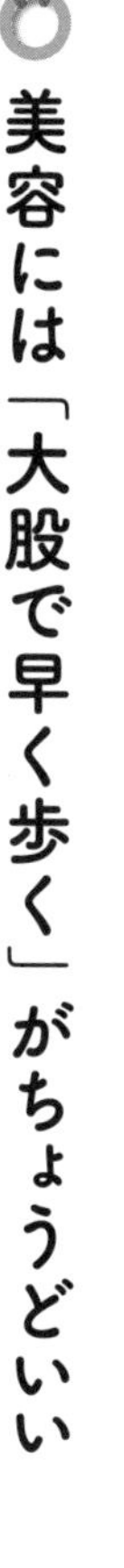

美容には「大股で早く歩く」がちょうどいい

肥満は食べ方を変えることで、たちまち解消できます。

しかし、「脂肪が燃えやすい体」に変えておくことも必要です。脂肪が燃えやすい体とは、**何もしなくてもエネルギーを消費する**、つまり「基礎代謝」の高い体です。

若返り力を支える「代謝」のなかでも、基礎代謝は「エネルギー代謝」のひとつ。呼吸や体温調節など、根源的な生命活動を維持するのに必要な最小のエネルギー代謝です。基礎代謝によって、寝ている間でも心臓が動き、脳も働き、血液は体内をめぐり続けます。

基礎代謝は、1日の全消費エネルギー量の6~7割を占めます。仕事や運動で使われるエネルギーは2割にも満たなく、運動ではわずか5パーセントほどしか消費されません。

残りのエネルギーは食事で使われます。食事中、代謝が上がって体が熱くなったり、汗をかいたりするのは、胃や腸、肝臓などが活動して体熱を生むからです。

この働きは、「**DIT（食事誘導性体熱産生）**」というエネルギー代謝。DITは朝がもっとも高く、その後は低下します。朝が代謝を上げるのに向いているのは、このDITが貢献していることもあります。

基礎代謝は心臓、肝臓、脳、筋肉、腎臓の順で多く使われます。なかでも、自分の意思でコントロールできるのが筋肉。**筋肉の量を多くすれば、使われるエネルギー量が大きくなって基礎代謝が盛んになる**のです。

筋肉量は加齢にともない減少します。とくに、いちばん大きい太ももの筋肉は、40代では20代に比べて1割ほど落ちます。

筋肉は鍛えれば現状維持どころか、増やすこともできます。といっても、スポーツジムで筋トレに励む必要はありません。

生活上の40分程度の歩行で十分です。細切れでかまいません。ただし、1日トー

40代から「太らない体」をつくる生活習慣

1 早起きして朝日を浴びる

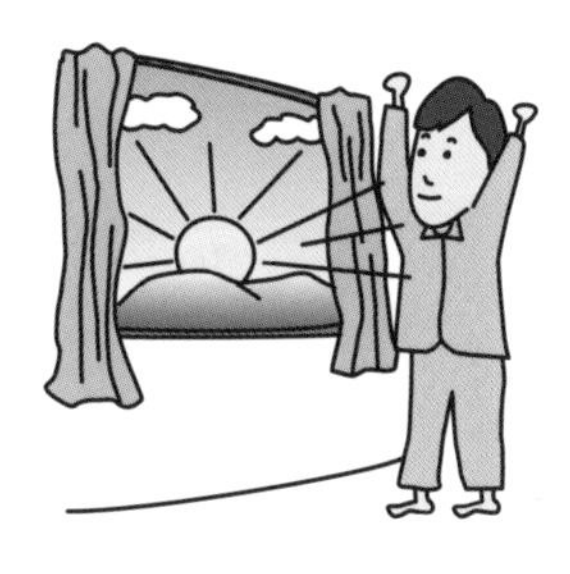

2 大股早足10分

1日、生活上の歩行40分程度に、大股早足をトータルで10分。

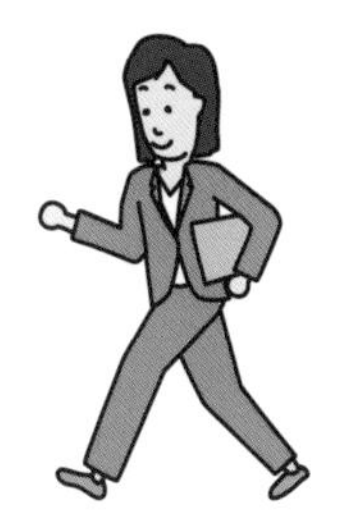

3 入浴時に5分間、首までつかる

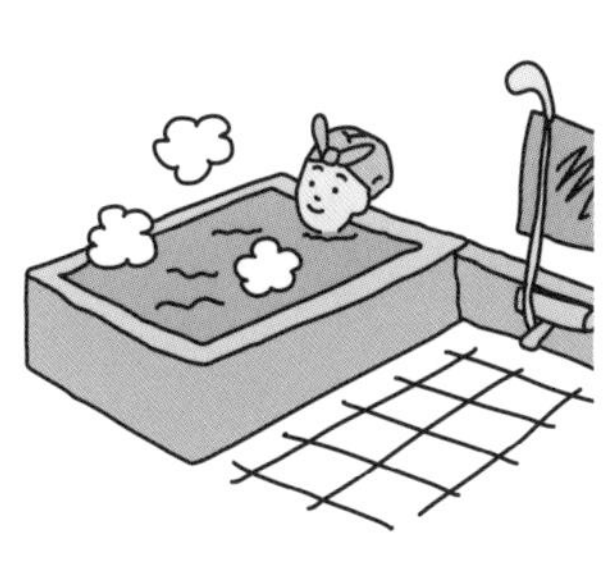

4 夕食後2時間あけてから寝る

7時間睡眠

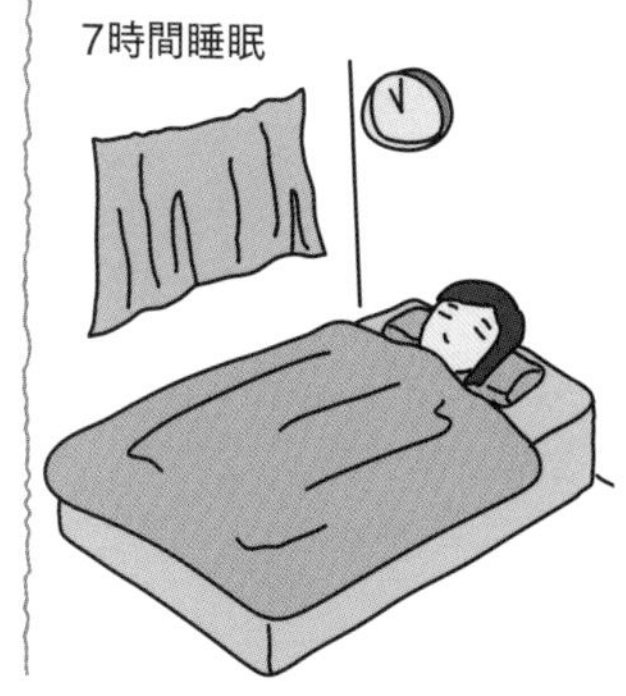

タルで**10分の大股早足**を取り入れます。何回かに分けても、効力は変わりません。週に3～4回でも効果は現れます。

これに、散歩がてらのウォーキング、1分間左右の片足立ちを加えれば、筋トレは万全。片足立ちは、50分のウォーキングと同じ負荷が太ももにかかる、と言われています。

お風呂で5分間温まるだけで、体は若くなる！

寝る前の入浴は、基礎代謝力をつけるのに効果的な習慣です。

寝る1時間前に上がるようにして、**30～40分をバスタイム**にします。夕食後1時間、消化が進んだころが最適の入浴時間。

温度は39～40度。全身浴でも、半身浴でもかまいません。

大事なのは**5分間、首までつかる**ことです。

喉の奥に扁桃（へんとう）という、リンパ球などの免疫細胞が集まる免疫器官があります。鼻や口から侵入してくるウイルス、細菌にとって最初の関門です。そして、ウイルスや細菌の抗体（抵抗する物質）をつくって、全身に送り出します。

喉を温めれば、血流が活発になります。不要なものを汗や尿、便で排出しやすくなるよう体の循環をよくします。免疫細胞のリンパ球が血流にのって全身をスムーズにめぐるので、免疫力が高まります。

額に汗がうっすら浮かんだら、体温は1〜1・5度ほど上昇しています。**体温が1度違うと、基礎代謝量は1割強の増減があります**。

入浴後、寝るまでに1時間あけるのは、入浴で上がった深部体温（内臓など体の芯の温度）がほどよく下がり、心地よく眠りにつけるからです。上がった体温が下がりはじめると、眠気をもよおすのです。

ところで、熱めの湯、シャワーは免疫力を高めたり、睡眠効果を上げたりすることはできません。

熱めの湯もシャワーも、肌を強く刺激します。刺激は血管を収縮させて血流を悪くしてしまうのです。

また、体の表面の温度が上がるだけで、体の芯まで温まりません。睡眠効果は得られないのです。

済陽式の太りグセを消し、やせグセをつける基本8則は、体を簡単に太らない体質に変える法則です。

ダイエットは、ただ減量を目的にするものではありません。**若い体につくりかえ、一生の健康美を獲得する最高の方法**なのです。

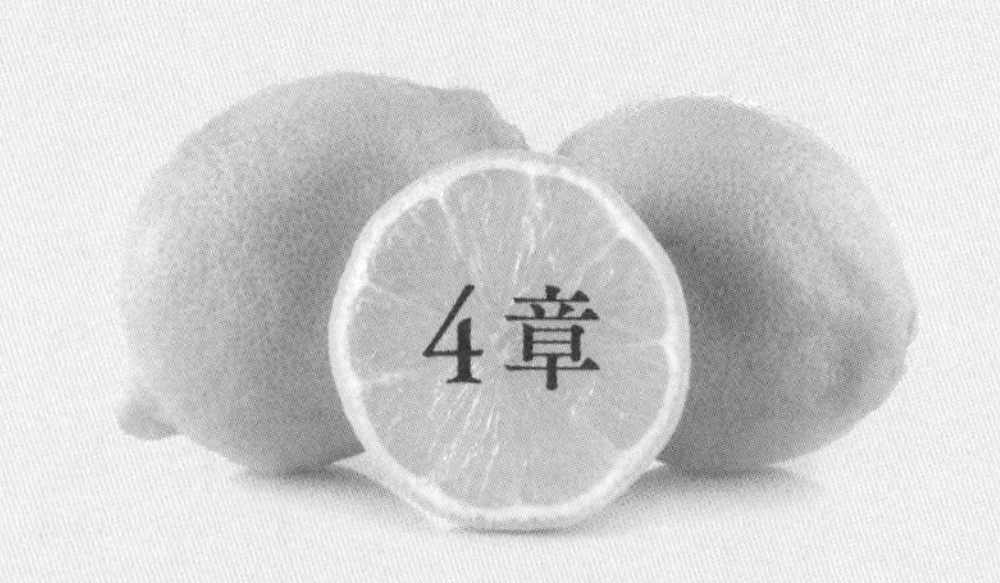

4章

いつまでも「若くて、きれいな体」になる食べ方

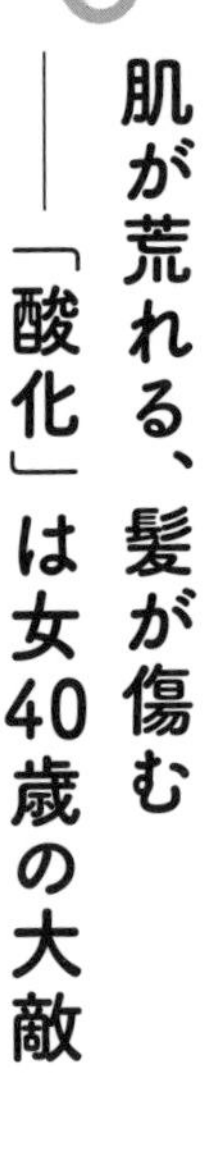

肌が荒れる、髪が傷む ——「酸化」は女40歳の大敵

いつまでも若く、きれいな体を保つには、老化に抗う（あらが）「**抗酸化力**」が必要です。老化を進める代謝の低下は、全身の細胞が、エネルギーをつくるなどの機能を損なうことで起こります。

その大きな一因が、活性酸素による「酸化」、つまり「**細胞のさびつき**」です。細胞がさびつくと、エネルギーをつくる能力を低下させます。基礎代謝や、新陳代謝が悪化して、栄養素や酸素の取り込み、老廃物の排出の障害も生じます。

活性酸素は本来、体に有用な物質。免疫をになうマクロファージは活性酸素を武器にして、ウイルスや細菌を殺して退治します。消毒薬のオキシドールは、じつは活性酸素。その殺菌力を利用しています。

老化の最大原因「活性酸素」とは？

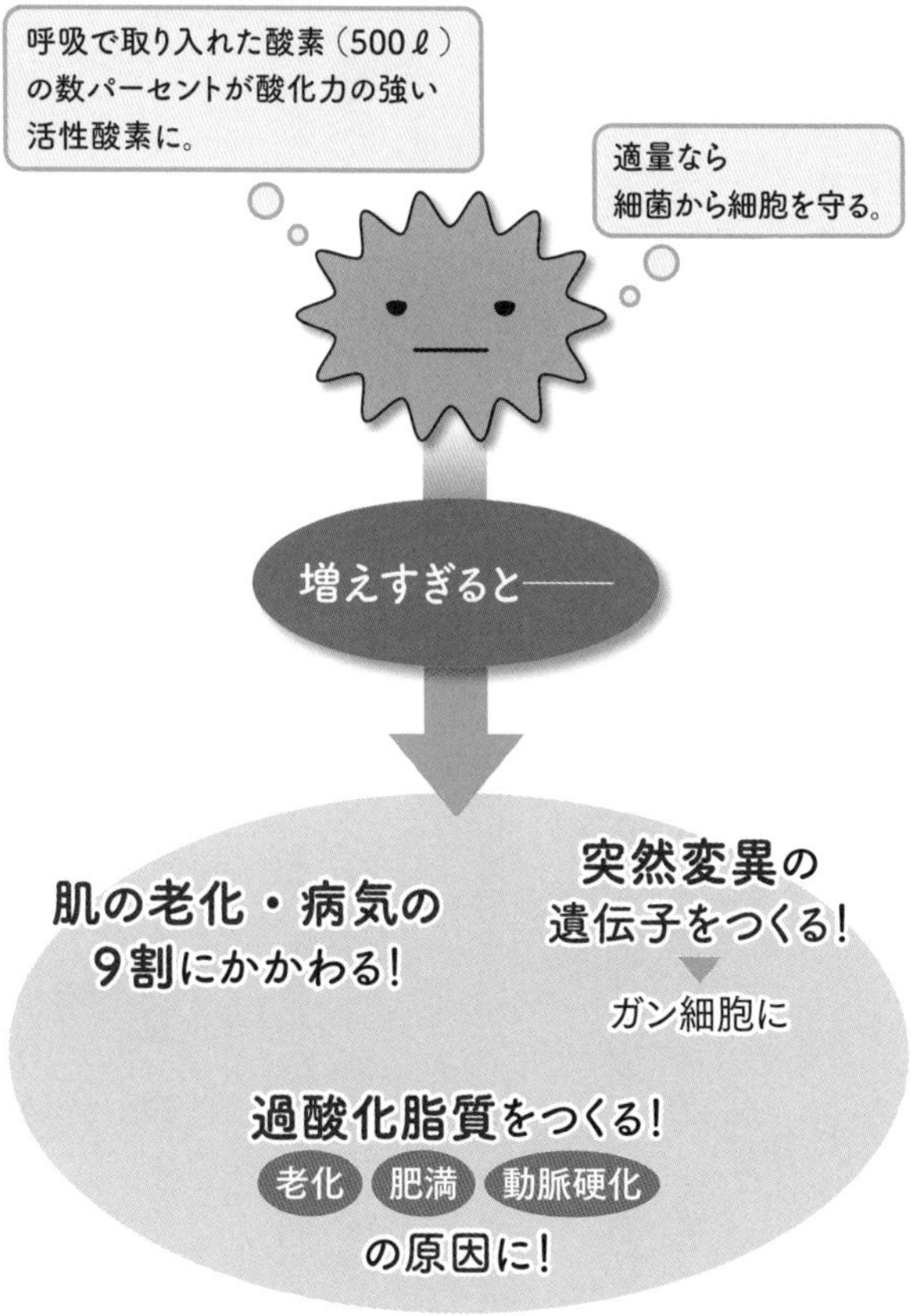

呼吸で取り入れた酸素（500ℓ）の数パーセントが酸化力の強い活性酸素に。

適量なら細菌から細胞を守る。

増えすぎると――

肌の老化・病気の9割にかかわる！

突然変異の遺伝子をつくる！

▼

ガン細胞に

過酸化脂質をつくる！

老化　肥満　動脈硬化

の原因に！

一方で、**活性酸素はとても酸化力が強い酸素**。呼吸するたびに取り入れられる酸素の数パーセントが、活性酸素に変わります。

活性酸素はエネルギーがつくり出されるときに発生し、とくに脳や肺に多く生まれます。昼間の活発な活動時間帯に、大量発生します。

発生した活性酸素は毒素となり、細胞膜など、体内の脂質を酸化させて万病のもとになる「**過酸化脂質**」をつくります。まるで鉄がさびるように、細胞をさびつかせてしまうのです。

時間が経ったフライや唐揚げなどのコロモが、まさに過酸化脂質。過酸化脂質は、体内だけでなく肌にも現れます。

強い紫外線を浴びると、紫外線が皮下の酸素にぶつかって活性酸素を発生させます。活性酸素によって皮膚の脂質は過酸化脂質に変わり、皮下に蓄積されます。そこに色素が沈着して、シミをつくるのです。

酸化は、皮膚や髪の毛のたんぱく質にも起こります。

紫外線は、皮膚のもとになる**コラーゲンを酸化**させます。酸化したコラーゲンは、その構造が破壊されるため、**肌のハリや弾力が失われてしまう**のです。シワやたるみを引き起こす原因にもなります。

髪が紫外線を浴びると、成分のケラチンが酸化するため、**髪が傷んで、パサパサ**になるのです。

酸化は、「肌老化」や「髪老化」を進めます。活性酸素は「健康と美容の大敵」なのです。

「食べすぎ」はもっとも老化を早める悪習慣

活性酸素は紫外線をはじめ、**不適切な生活習慣**からも大量に発生します。

・食べすぎ、飲みすぎ。

・喫煙。
・激しい運動。
・ストレス。

現代人は、おしなべて食べすぎです。食べすぎは、**消化・吸収に大量のエネルギーを消費**します。その際に、活性酸素が生まれるのです。

また、アルコールが肝臓で処理される際にも活性酸素が発生します。

喫煙で肺に煙が吸い込まれると、マクロファージなどの免疫細胞が、煙に含まれる異物を取り除こうとして大量の活性酸素をつくり出します。しかも、たばこの煙には活性酸素の一種、過酸化水素が含まれているのです。

肩でゼイゼイ呼吸するような**激しい運動は、百害あって一利なし**。当然、大量のエネルギーが必要なため、それだけ、活性酸素の発生量も多くなるのです。

ストレスを受けると、体はストレスに負けまいとして「**ストレスホルモン**」を分泌します。このとき、緊張によって血管が収縮し、血流が悪くなります。その後、

いつの間にか「老けている人」の習慣

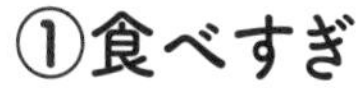

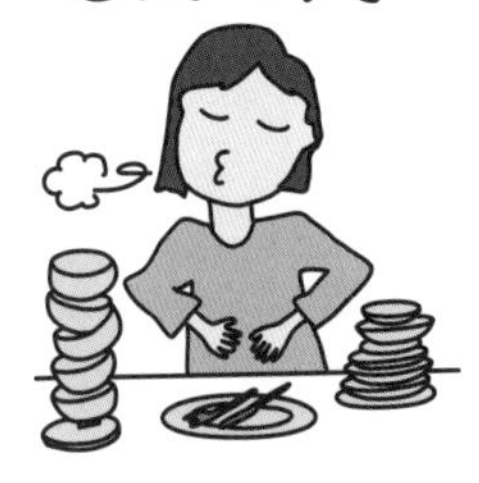

②飲みすぎ

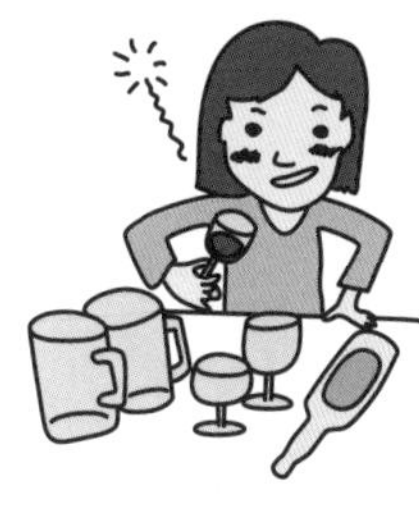

③喫煙

「活性酸素」が大量発生！

④激しい運動

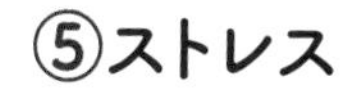

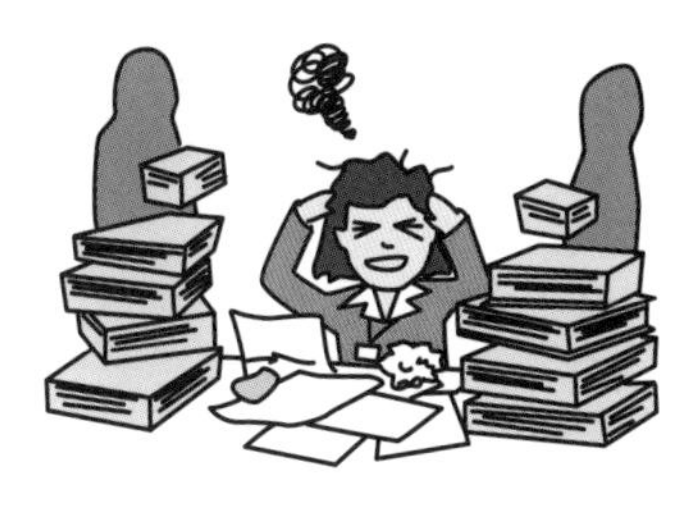

血管が拡張したときに血液が勢いよく流れると、大量の活性酸素が発生します。

不適切な生活習慣のなかでも、食べすぎ、つまり、**「大食い」がもっとも活性酸素をつくり出す**と言われています。大食いは元気どころか、老化を早めるのです。

油を使った揚げ物も、酸化の原因になります。フライや唐揚げ、天ぷらは、それ自体が酸化物。とくに、時間が経った揚げ物は、固体になった活性酸素と思ってください。

野菜は「色で食べる」。果物は「朝に食べる」

体には、活性酸素を無毒化して除去する**消去酵素**（SOD＝スーパーオキサイドディスムターゼ）があります。

ところが、この酵素は加齢にともない減少します。とくに**40代は、消去酵素の生**

成量がいちじるしく低下する時期。

ですから、40歳をすぎたら、消去酵素にかかわる**抗酸化成分を食事によって補給**する必要があるのです。抗酸化成分とは、野菜、果物、魚介類に豊富なビタミンA・C・E（ビタミンエース）やフィトケミカルのこと。

活性酸素を無毒化するためには、野菜と果物をふんだんに、まめに食べることにつきます。

野菜は「レインボーフード」と言って赤、橙、黄、緑、紫、黒、白と、虹のように7種類の色に分けられます。

野菜は、「色で食べる」のがコツです。

1日に4～5色を目安に食べれば、かたよりが少なくなります。1週間で7色全色を食べるようにすると、抗酸化成分を無理なく多種多様に摂ることができます。

厚労省は、1日３５０グラム以上をすすめています。

とくに強力な抗酸化力を持つのが、**トマト、にんじん、ブロッコリー**――。

これらは、**「若返り野菜の3強」**です。

野菜には、豊富な食物繊維が存在します。食物繊維は胃や腸で、余分な糖分や脂肪分を吸着して体外に排出します。腸内環境を良好に保ち、便秘を解消・予防します。便秘になると、大腸内で毒素が発生します。食物繊維は、この毒素の発生を防ぐのです。

野菜は、まさに「体内のお掃除屋さん」と呼ぶのにふさわしい活躍をします。

果物は、**「朝の空腹時に食べる食材」**です。

果物に含まれる果糖は、即効性のあるエネルギー源。朝いちばん、胃が空っぽの状態で食べれば、すぐにエネルギーとして消費され、脳、体は活動態勢を取ります。

ただし、果物そのままでも生ジュースでも、ほかの食べ物といっしょに摂ると、果糖の効力が失われてしまいます。

たとえば、パンを食べながら生ジュースを飲むと、パンの消化が優先されて果糖は胃に溜まり、即効性のエネルギーとして活用できません。

夕食後、デザートで果物を食べると、肥満を呼び込みます。通常、夜は寝るだけなので、果糖は余ったエネルギーになり、脂肪として溜め込まれてしまうのです。

この抗酸化成分で老化に勝つ！

	おもな種類	おもな食材	おもな効果
❶ポリフェノール群	・**アントシアニン**	ブルーベリー、 赤ワイン、 グレープフルーツ	視力・肝機能向上
	・**カテキン**	緑茶	悪玉コレステロール減少、 血圧上昇抑制、 ガン・動脈硬化・糖尿病予防、 肥満予防・解消、殺菌
	・**クロロゲン酸**	りんご、じゃがいも、 コーヒー	発ガン性物質除去
	・**ルチン**	そば	血管強化、血圧正常化、 脳の活性化
	・**イソフラボン**	大豆、納豆、豆腐、 豆乳	女性ホルモンの分泌調整、 冷え性解消
	・**ケルセチン**	玉ねぎ	血管・血液の健康、 肝機能向上、関節痛緩和
❷カロテノイド群	・**βカロテン**	にんじん、 かぼちゃ、 とうもろこし	発ガン抑制、肝機能向上、 皮膚・目の健康
	・**リコピン**	トマト	ガン細胞の成長抑制、 紫外線対策
	・**アスタキサンチン**	鮭、かに、えび	免疫力増強、発ガン抑制
その他の抗酸化成分	・**セサミン**	ごま	発ガン抑制、疲労回復
	・**アリシン** **（硫化アリル）**	ねぎ、玉ねぎ、 にら	肥満予防・解消、 疲労回復

果物でとくにおすすめなのは、**レモン、りんご、ぶどう――「若返り果物の3強」**です。

レモンとりんごの効能は1章で説明しましたが、**ぶどうも、「アンチエイジングフードの主力食材」**です。

ぶどうの皮から抽出されるポリフェノール（レスベラトロール）が、寿命を延ばす長寿遺伝子を活性化します。このポリフェノールは、赤ワインに含まれることで知られています。

野菜、果物には強力な抗酸化作用のほかにも免疫力増強、滋養補給、整腸作用など病気を防ぐさまざまな働きがあります。

40歳からは、活性酸素を除去するために、抗酸化成分を食材から積極的に取り入れ、自らの抗酸化力を高めなければなりません。

生きているかぎり、活性酸素の発生は避けられません。しかし、食材によって無毒化することで、その脅威は軽減できるのです。

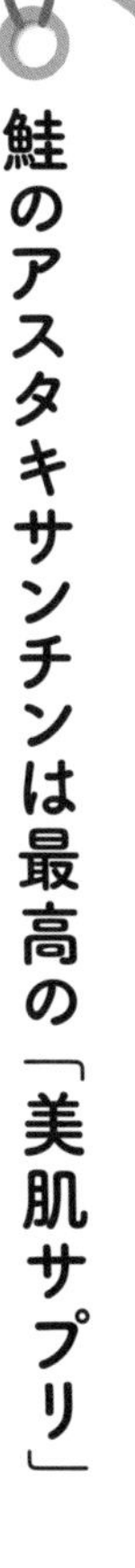

鮭のアスタキサンチンは最高の「美肌サプリ」

魚が嫌いな人でも、鮭だけは食べてほしい魚です。

ちなみに、野菜が嫌いな人には、トマト、ブロッコリーをおすすめします。

鮭もトマトもブロッコリーも、**「究極のアンチエイジングフード」**だからです。

鮭は身が赤くても、じつは白身魚。赤い色は海老やかにの殻と同じで、**「アスタキサンチン」**という天然色素です。

アスタキサンチンはトマトのリコピン、にんじんのβカロテンを超える抗酸化力を持つことから、**「鮭こそが最強の若返り食材」**と評価が高まっています。

鮭は秋口に、産卵のために川を上ります。その直前に餌にするプランクトン、藻、海老やかにの幼生にアスタキサンチンが含まれています。川を上る間、アスタキサンチンが体と卵を活性酸素による酸化から守ります。

発ガンを抑える働きや、糖尿病を予防・改善したり免疫力を高めたりする効果もあります。

また、アスタキサンチンは、脳内の活性酸素を無毒化してボケを予防します。

脳の血管には、血液中の物質が簡単に脳に移行しないように働く、血液脳関門という障壁があります。アスタキサンチンは、この関門を通過できる数少ない物質のひとつなのです。

あまり知られていませんが、アスタキサンチンには、**乾燥肌を解消する**働きもあります。

美肌効果でつけ加えれば、**鮭の皮にはコラーゲンがたっぷり存在**します。

鮭の「アンチエイジング効果」を生かすためには、食べ方にコツがあります。

野菜類といっしょに、ホイル焼きにするのです（つくり方は135ページ）。

アスタキサンチンは、鮭を焼きすぎるとその多くが失われてしまうからです。ホイル焼きにすれば、アスタキサンチンはもちろん、ほかの栄養素の流失も防げます。

最強の若返り食「鮭」のスーパー栄養素

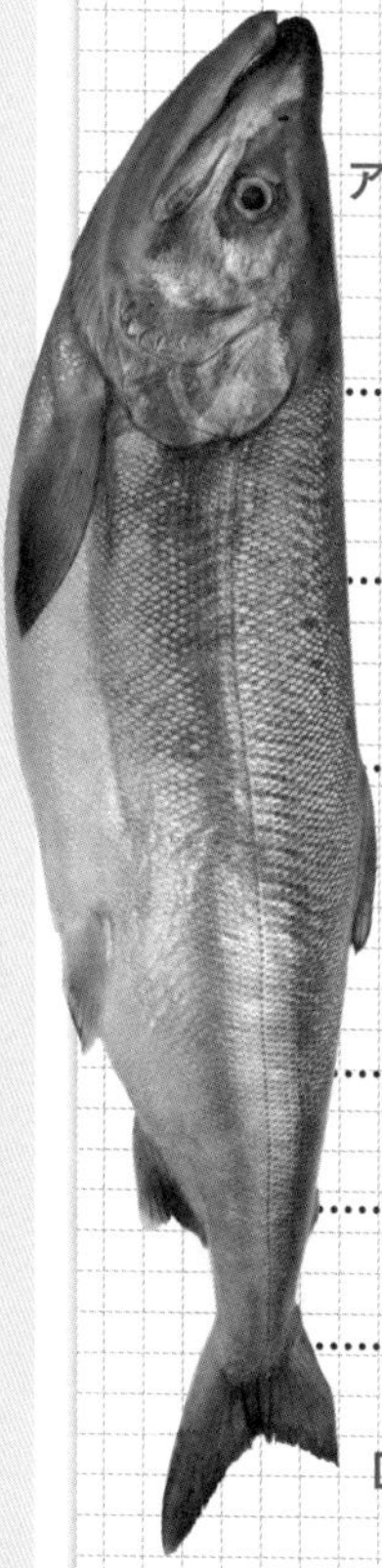

栄養素	効果
アスタキサンチン	赤い色素。超強力な抗酸化成分。免疫力の増強、発ガン抑制、ボケ防止、糖尿病の予防・改善、乾燥肌の解消に効果。シワ予防・解消の化粧品成分として注目される。
ビタミンA	インフルエンザ、風邪への抵抗力を高める。
ビタミンB群	代謝を促進して温かい体をつくる。
ビタミンD	とびぬけて含有量が多い。乳ガンをはじめとした発ガンの抑制、筋肉増強、骨の発育・維持の効果がある。
ビタミンE	強力な抗酸化作用。
コラーゲン	皮に存在。美肌効果。
DHA・EPA	不飽和脂肪酸（オメガ3系）。血液サラサラ、動脈硬化予防・改善の効果が。

鮭のホイル焼きに、トマトとブロッコリーと合わせると、究極のアンチエイジング料理になります。アスタキサンチンのほかにも、さまざまな栄養素を多量に摂ることができます。

代謝の促進、肥満の予防・改善、インフルエンザや風邪の予防といった効果も得られます。

特筆したいのは、牛や豚に劣らないほど、**良質のたんぱく質が豊富**なこと。牛、豚に比べてカロリーが6割ほどなので、「低脂肪高たんぱく」の見本のようなスーパー食材なのです。肉の代わりに、主菜に活用したい食材です。

ビタミンDの宝庫であることも、鮭の特徴です。盛んな新陳代謝、筋肉の増強、骨の発育・維持に欠かせない栄養素です。乳ガン、子宮体ガンの発症を抑える作用もあります。

鮭は身も皮も中骨も、また卵巣、背腸（せわた）もすべてが栄養効果に優れた食材です。それこそ、あらゆる生活習慣病から体を守るスーパフードなのです。

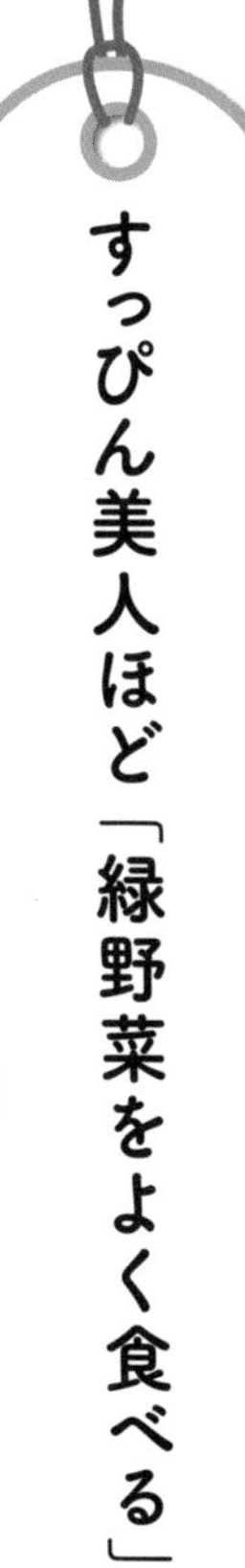

すっぴん美人ほど「緑野菜をよく食べる」

女性は年齢に関係なく、肌老化に敏感です。

20代、30代では肌荒れ、乾燥肌、シミ、シワが気になります。

40代になると、それに加えてハリがなくなり、たるみが重い悩みになります。

肌の「ハリ、たるみ」は老化度を表す目安。代謝の低下が「美容の大敵」である糖化を引き起こし、老化を早めている証（あかし）だからです。肌の弾力を保つコラーゲンが、糖の攻撃を受けているのです。

糖化は近年、酸化とともに老化の元凶と危険視される体内現象。代謝しきれないほどの糖質の摂りすぎで起きます。

血液中の余分な糖が、体の構造や機能にかかわる細胞、コラーゲンなどのたんぱく質、あるいは脂質に結合して、その性質を悪く変えてしまいます。糖化した物質は、「**AGEs（終末糖化産物）**」と呼ばれます。

皮膚のコラーゲンの糖化は、繊維組織のコラーゲンがからみあって、肌の弾力やハリを失わせ、**たるみの原因**になります。AGEsは、ジャーの中の保温ごはんのゴワゴワのような、黄色や褐色の「コゲ」と同じなので、シミやくすみも出てきます。

コラーゲンは血管にも、骨にも存在します。糖化は血管だと動脈硬化、骨では骨粗鬆症を招く原因になるのです。

コラーゲンでなくても、目の水晶体のたんぱく質が糖化すると、白内障になります。脳内のたんぱく質の糖化は、ボケ（アルツハイマー型認知症）を引き起こします。糖尿病の人では、もともと高血糖なので、合併症が誘発されやすくなります。

AGEsは揚げ物、炒め物、焼き物にもできます。揚げ物だと小麦粉が油脂（脂質）に結びつき、加熱でつくられます。素材自体に糖質、たんぱく質、脂質があれば、加熱でAGEsは生まれます。焼き色やコゲ目が強ければ強いほど、AGEsの量は多くなります。フライ、天ぷら、唐揚げ、ポテトチップス、フライドポテト

老化の元凶・糖化を防ごう！

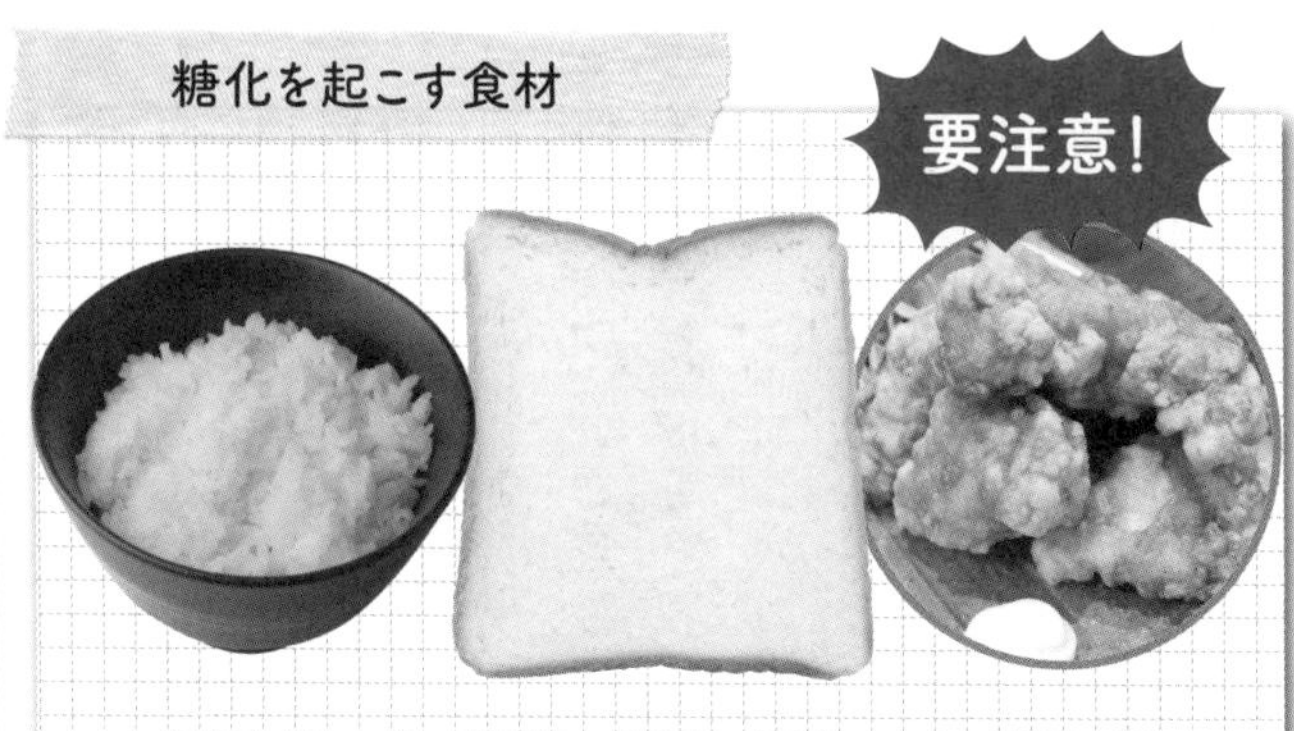

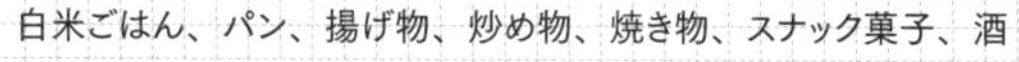
白米ごはん、パン、揚げ物、炒め物、焼き物、スナック菓子、酒

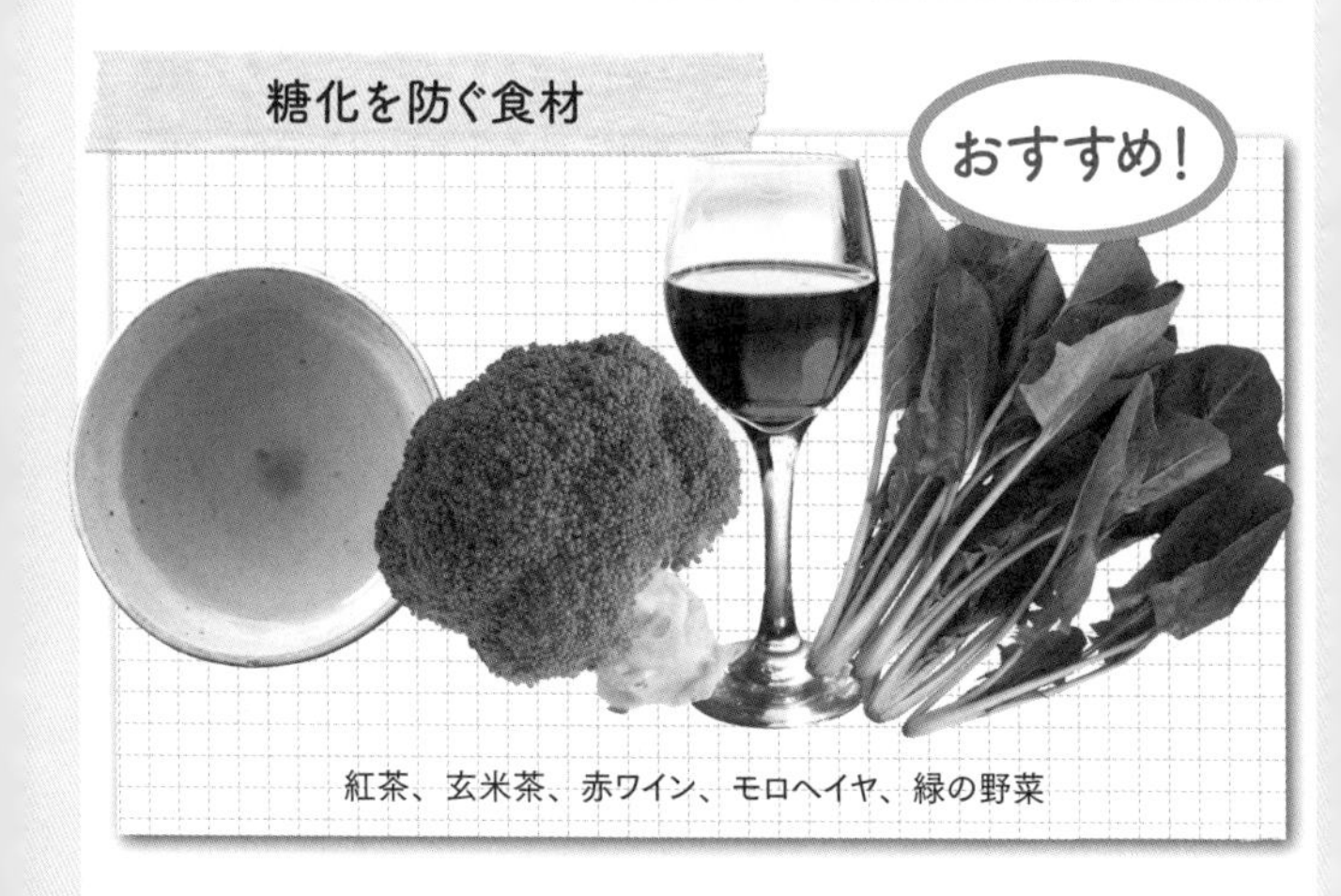

紅茶、玄米茶、赤ワイン、モロヘイヤ、緑の野菜

には、AGEsがかなり含まれているため、注意が必要です。

食べ物から体内に入ったAGEsは、さまざまな器官、組織に蓄積されます。関節に溜まると、関節を硬くしてもろくします。AGEsを異物とみなした免疫細胞が、活性酸素を放出して攻撃しますから、蓄積したところは酸化のダメージも受けます。

当然、老化はさらに早まります。

AGEsを防ぐには、主食をはじめとした**糖質のゆるやかな制限**と、**ベジ・ファーストで食後高血糖を防止する**ことが大事です。

主食のごはんのコントロールが重要ですが、**納豆、海苔、鮭フレーク**をごはんのおかずにすれば糖代謝がスムーズにいきます。これらは、ビタミンB_1を含む食材です。**ビタミンB_1は糖代謝を助けて、エネルギーを活発につくります**。

揚げ物、炒め物、焼き物、スナック菓子を食べる回数を減らすことも必要です。

飲酒も糖化を強める一因です。

近年の研究で玄米茶、紅茶、赤ワイン、モロヘイヤに糖化を抑える高い効果があることが報告されています。そのほかの抗糖化食材としては、胃と腸で糖をよく吸着する緑色の野菜も有効です。

糖化は、低代謝の老化が進んだ体に起こりやすいと言われています。筋肉量を増やすだけで、糖化に強い体になることもわかっています。

40代美人に「糖質制限ダイエット」はいらない！

糖化を恐れるあまり、ごはんをいっさい口にしない、甘いものも食べない――。「糖質制限ダイエット」をする女性は多いようですが、かえって危険です。

たしかに、体重は劇的に減ったり、お腹がへこんだりする効果が早く現れます。

とはいえ、糖質は体が必要とする基本的なエネルギー源。食べ物から補給できなければ、体は脂肪から糖の代わりになるエネルギー源をつくります。

極端に糖質を制限すると、筋肉をつくるたんぱく質にもエネルギー源を求めます。そうなると、**筋肉量が減って代謝が低下**してしまいます。

制限しすぎると、脂質とたんぱく質の比率が高まり、消化・排泄で大腸への負担が大きくなって、大腸ガンのリスクが上がります。

穀類には、胚芽（種子中の幼芽）成分にビタミンやミネラルが多く存在します。ところが、精製した白米、小麦は胚芽が取り除かれていて、ビタミンやミネラルが欠乏しています。そのため、糖はエネルギー転換ができずに、血液中にあふれてしまいます。それで、ごはんの食べすぎは、高血糖につながるのです。

米は玄米、小麦は全粒粉――精製しないで食べれば糖代謝がスムーズに運び、効果的なエネルギー源になります。

白米は甘くおいしい食材。甘くておいしいというのは、食べる喜びを感じさせる大事な味覚。食生活に幸福感をもたらします。この幸福感を排除してはいけません。

納豆、海苔、鮭フレーク、緑黄色野菜、海藻類を一緒に食べることで、ビタミンやミネラルは補えて、幸福感あふれる食卓がつくられます。

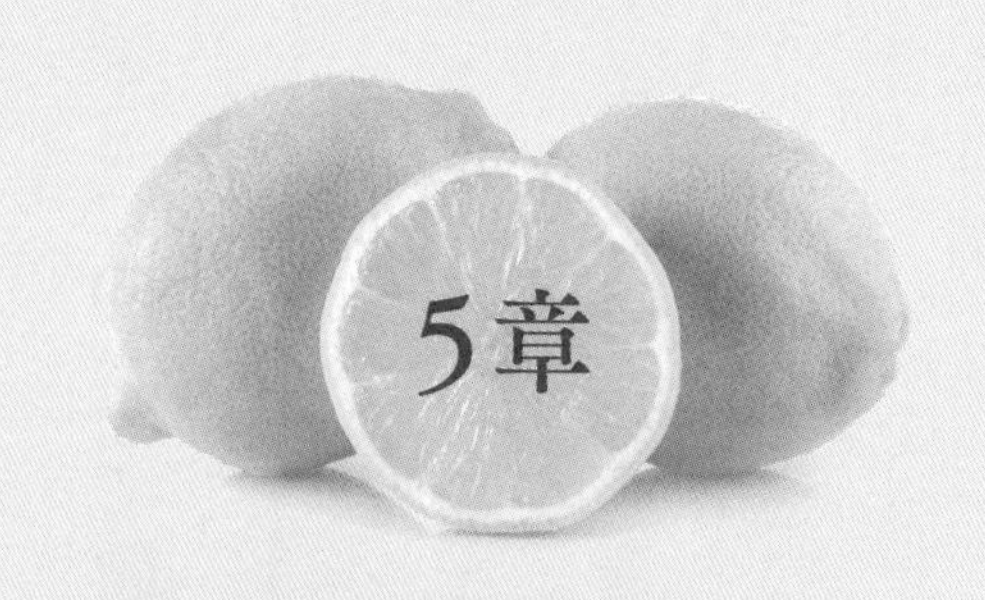

5章

食物酵素が、病気にならない「強い体」をつくる

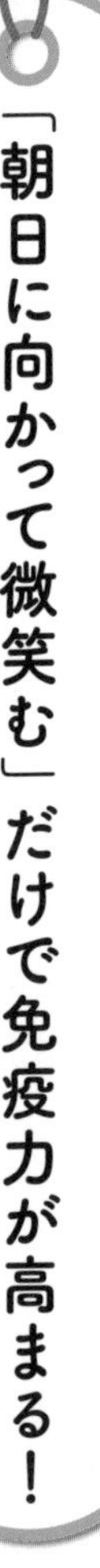

「朝日に向かって微笑む」だけで免疫力が高まる！

40歳ころを境に、いちじるしく低下するのが免疫力です。

20歳ころをピークに、半減してしまいます。免疫力は、代謝力、抗酸化力とともに、若返り力を支える3要素。食習慣によって免疫力を高めることが大切です。

早朝、太陽の光を浴びながら微笑む――。

まずは、ここから始めましょう。笑いには、免疫力を高める効果があるのです。体はその日1日、風邪を寄せつけない、強い体づくりを始めます。

朝、体は目覚めると「コルチゾール」というストレスホルモンを分泌して、「戦闘モード」に入ります。コルチゾールが分泌される際に、活性酸素が大量に発生して免疫力を低下させます。もともと、コルチゾールには、免疫力を抑制する作用が

幸せホルモン「セロトニン」を増やす法

①早朝、太陽の光を浴びながら微笑む。

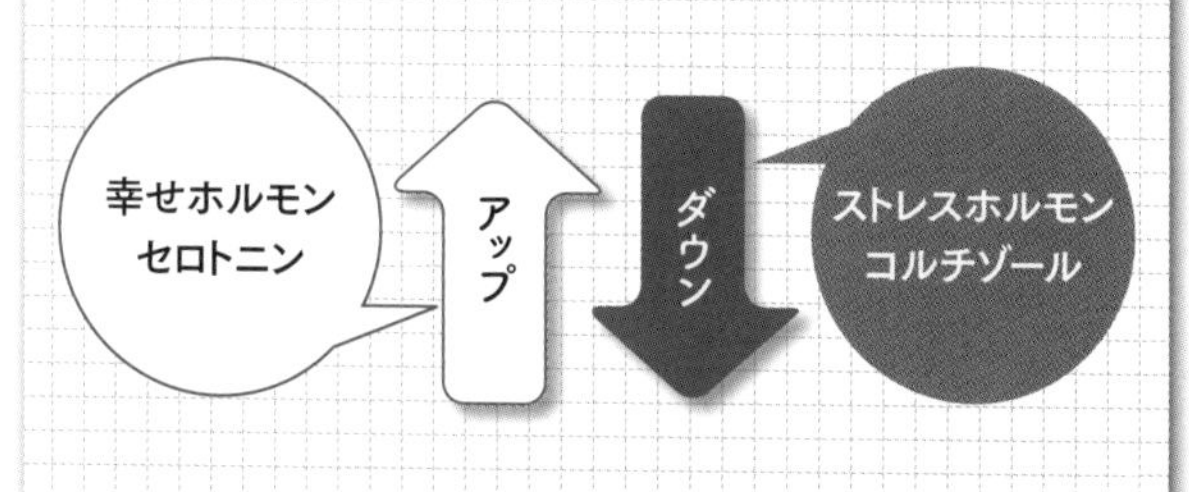

②トリプトファンが豊富な食材を食べる。

トリプトファン＝セロトニンの材料

納豆などの大豆製品、レタス、キャベツ、ごま、
バナナ、レバー、肉類、魚類。

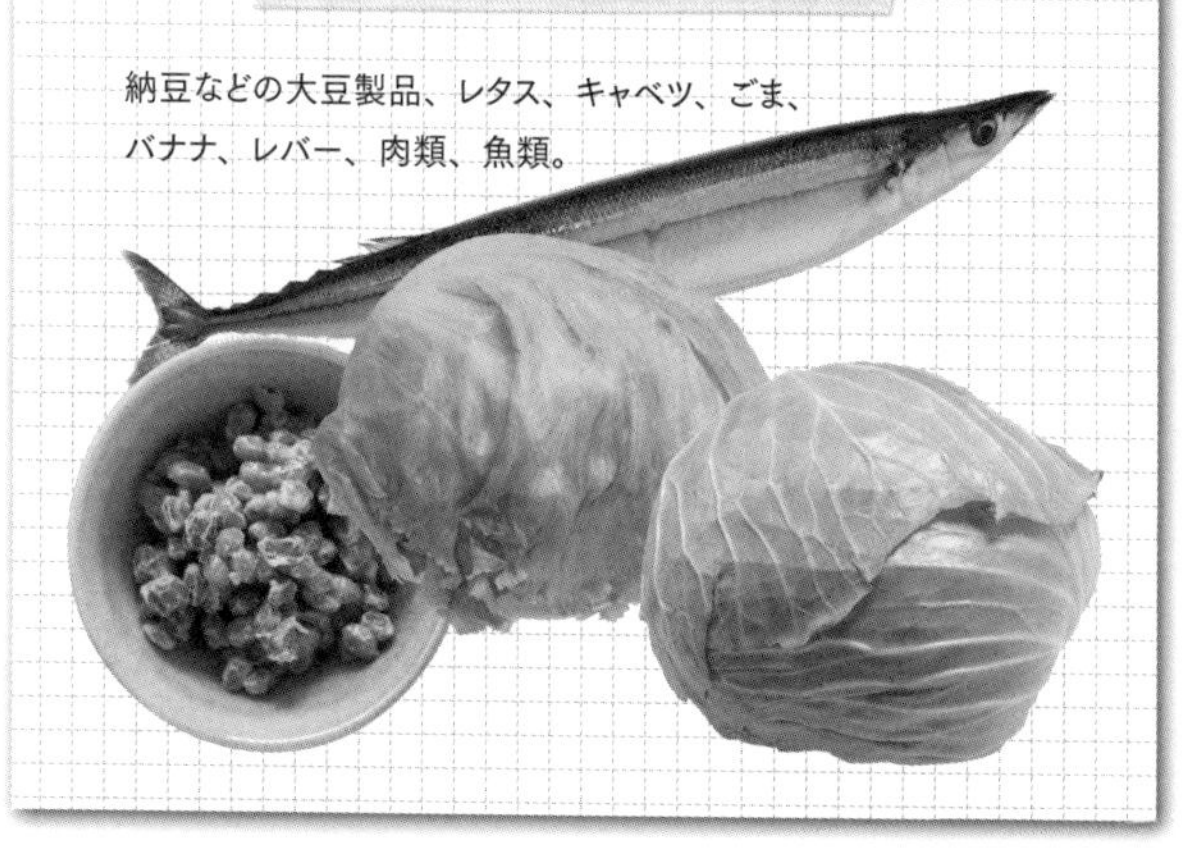

あるのです。

微笑みは、このストレスホルモンの作用をやわらげます。微笑みを合図に、「**幸せホルモン**」と称される「**セロトニン**」が分泌されて、ストレスホルモンの分泌を低下させるのです。

セロトニンは気持ちを明るく穏やかにしたり、前向きにしたりして、ストレスが生まれにくい環境をつくります。

いつもの時刻に受ける朝日の刺激は、毎日のメラトニンの分泌を規則的にします。光が目に入ってから15～16時間ほど経ったころ、メラトニンが大量に分泌されます。夕方から分泌しだし、分泌量が増えると眠気をもよおし、明け方に少なくなって目覚めます。

メラトニンが規則的に分泌されることで、**質のよい睡眠**が得られます。後ほど詳しく述べますが、**良質の睡眠そのものに、免疫力を高める効果**があります。

メラトニンは「不老長寿ホルモン」と言われるほどですから、免疫力を高める作用を持ちます。

じつは、メラトニンはセロトニンを材料にしています。セロトニンの十分な分泌がなければ、適切な分泌量が確保できません。セロトニンが変化したホルモンなのです。2章で、メラトニンをつくる材料として、トリプトファンというアミノ酸を紹介しました。正確に言うと、セロトニンの材料がトリプトファンで、そのセロトニンでメラトニンがつくられます。

セロトニンを増やせば、メラトニンの分泌量が高まるのです。

40歳からは「BMI22の体」を目指そう

免疫力は、代謝力と抗酸化力の相乗効果で強化されます。

この2つの力を高める食べ方が、そのまま免疫力を高める食べ方になります。

1、食事は、十分に「消化・吸収できる量」に抑える。
2、食材はそれぞれが持つ「機能性」を生かす。

1は、「腹八分」の習慣のこと。2の「機能性」とは、代謝力を上げる、抗酸化力を上げるなど、特定の健康効果がいちじるしい栄養の個性のこと。

この2つを合わせて、免疫力を高める食べ方になるのです。

免疫力と体内浄化については、1章で説明しましたが、もう少し補足します。

食べすぎは、代謝しきれないほどの栄養素を摂ってしまいます。活用されないで余った栄養素は、免疫システムが掃除対象の「ごみ」とみなします。ですから、腹八分は重要な食べ方なのです。

体の働きは、夜間の睡眠時に代謝や解毒を活発にして、ごみを発生させます。翌朝にそのごみを掃除して、尿や便とともに排泄します。

朝いちばんに飲む生ジュースは、代謝と解毒を助けて体内を浄化し、自然な排泄をうながします。また、ごみとして発生した活性酸素を、ジュースに含まれる抗酸

「免疫力」を高める食材を摂ろう!

おすすめ!
にんじん
ブロッコリー
豆腐
レモン
蜂蜜
ほうれんそう
わかめ
鮭

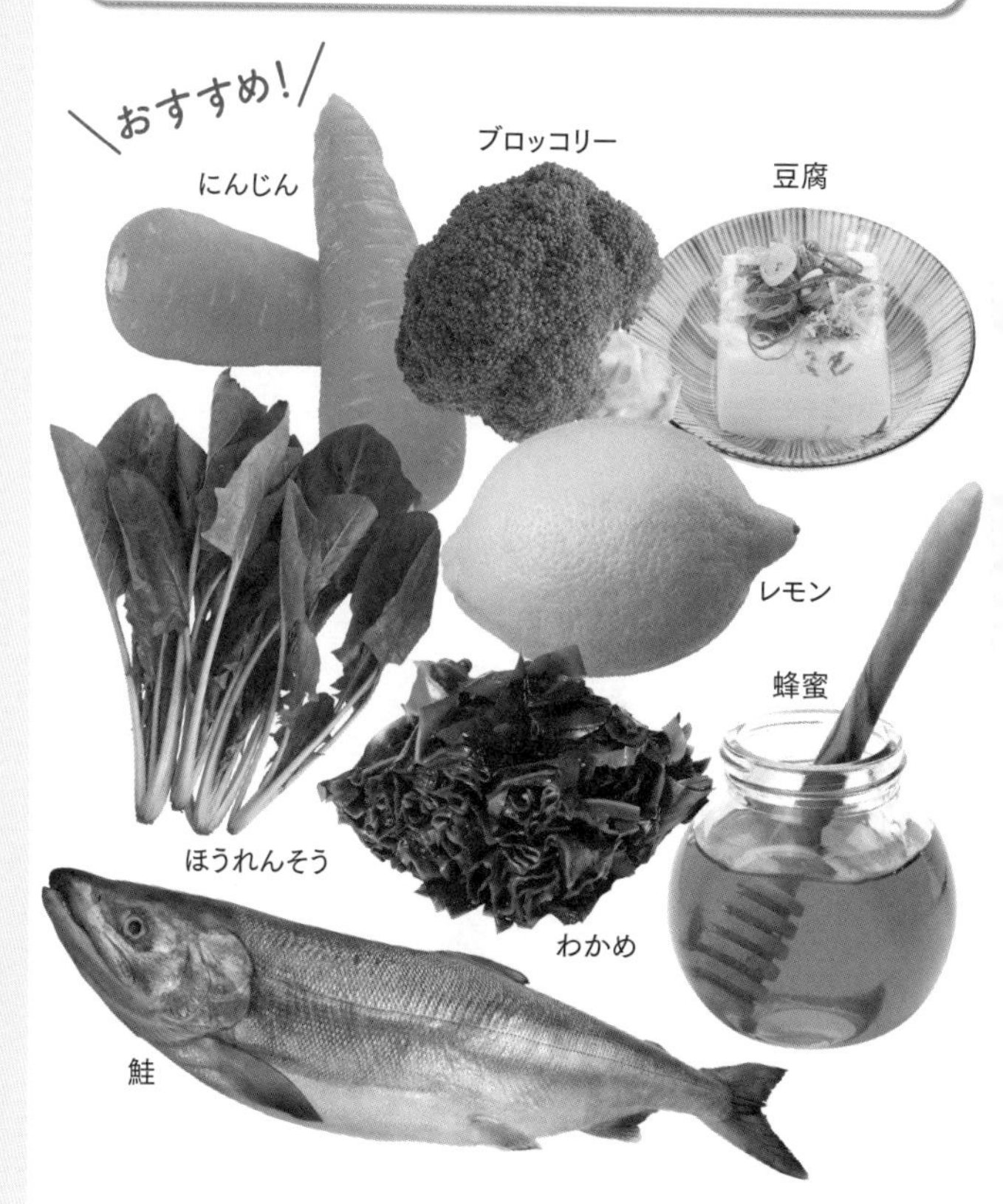

玄米、鶏（手羽先、ささ身、胸肉、レバー）、青魚、うなぎ、昆布、納豆、かぼちゃ、ねぎ、玉ねぎ、にんにく、レタス、キャベツ、いも類、きのこ類、にら、レモンなどの柑橘類、豆乳ヨーグルト、酢

化成分が中和して毒性を消します。食材のそれぞれの機能性を活用するのです。

食材の機能性を活用して、免疫力を高める――私がガン患者さんに指導する、「済陽式食事療法」の基本です。手術や放射線照射などの療法が受けられず、延命治療しかできないような進行ガン、晩期ガンの患者さんに指導してきた食事療法です。

症例数は500例を超え、**6割以上の完全治癒・改善の実績を持続**しています。患者さんは食事で免疫力を取り戻し、手術や必要な療法が受けられる体になります。なかには、済陽式食事療法だけで**「今あるガン細胞」が消えてしまう人**もいます。ガン細胞が小さくなる例は、けっして珍しくありません。

免疫力を高めるうえで肝心な点は、**「太らない若い体」をつくる**ことです。肥満は免疫力上昇をはばむ、もっとも大きな要因です。

BMIが、標準値レベル（18・5～25未満）に収まることが重要です。

軽度の肥満の人なら、誰もが必ず月1キロはやせます。肥満度の高い人ほど、減量の程度が大きくなり、3～5キロも減って、体重は標準レベルに落ち着きます。

標準レベルにあっても、レベル内での減量があります。かえって、やせていくのを心配する人もいるほどです。

BMI22の体は、生活習慣病のリスクがもっとも低いことが証明されています。

ガンの発症リスクは、25を分岐点にします。

免疫力を高める機能性食材のなかでも、**「椎茸」と「昆布」はとくにおすすめ**です。

ガンだけでなく、ボケを除いた生活習慣病の予防・改善に効力を発揮します。

「女は満腹するたびに老化する」を忘れない

40代は、消化酵素の分泌量が減少し、消化力が落ちます。食が細くなるのです。

消化力が弱ければ弱いほど、消化にエネルギーを使います。活性酸素はエネルギーがつくられるときに生まれますから、エネルギー量に比例して発生する活性酸素の量も増えます。

ご存じのとおり、活性酸素は、免疫力を低下させます。

消化酵素の不足と使いすぎは、免疫力を高める作用を持つ「代謝酵素」の産生を抑え込みます。代謝酵素は、吸収された栄養素をエネルギーに換えたり、免疫力を維持したり、生命活動全般に使われます。

酵素は栄養素を吸収したり、必要な器官や組織に届けたり、不要な老廃物（ごみ）を体外に排出したりする役割をになっています。その成分は、たんぱく質です。

消化酵素と代謝酵素は、同じたんぱく質を材料にしてつくられます。材料の量は有限で、2つの酵素が奪い合います。結果的に、消化酵素の生成が優先され、その量しだいで代謝酵素の量が決まるのです。

満腹になるまで食べたり、消化に悪い肉、油料理をたくさん食べていたりすると、大量の消化酵素が必要になります。そのぶん、代謝酵素は不足するため、すぐに風邪をひく弱い体になり、満腹するたび老けてしまうのです。

極論すれば、旺盛な食欲は免疫力を下げてしまい、命を縮みさせかねないのです。

ただ、体はじつにうまくできています。消化酵素の不足は、野菜、果物、発酵食

「食べすぎは老ける」理由

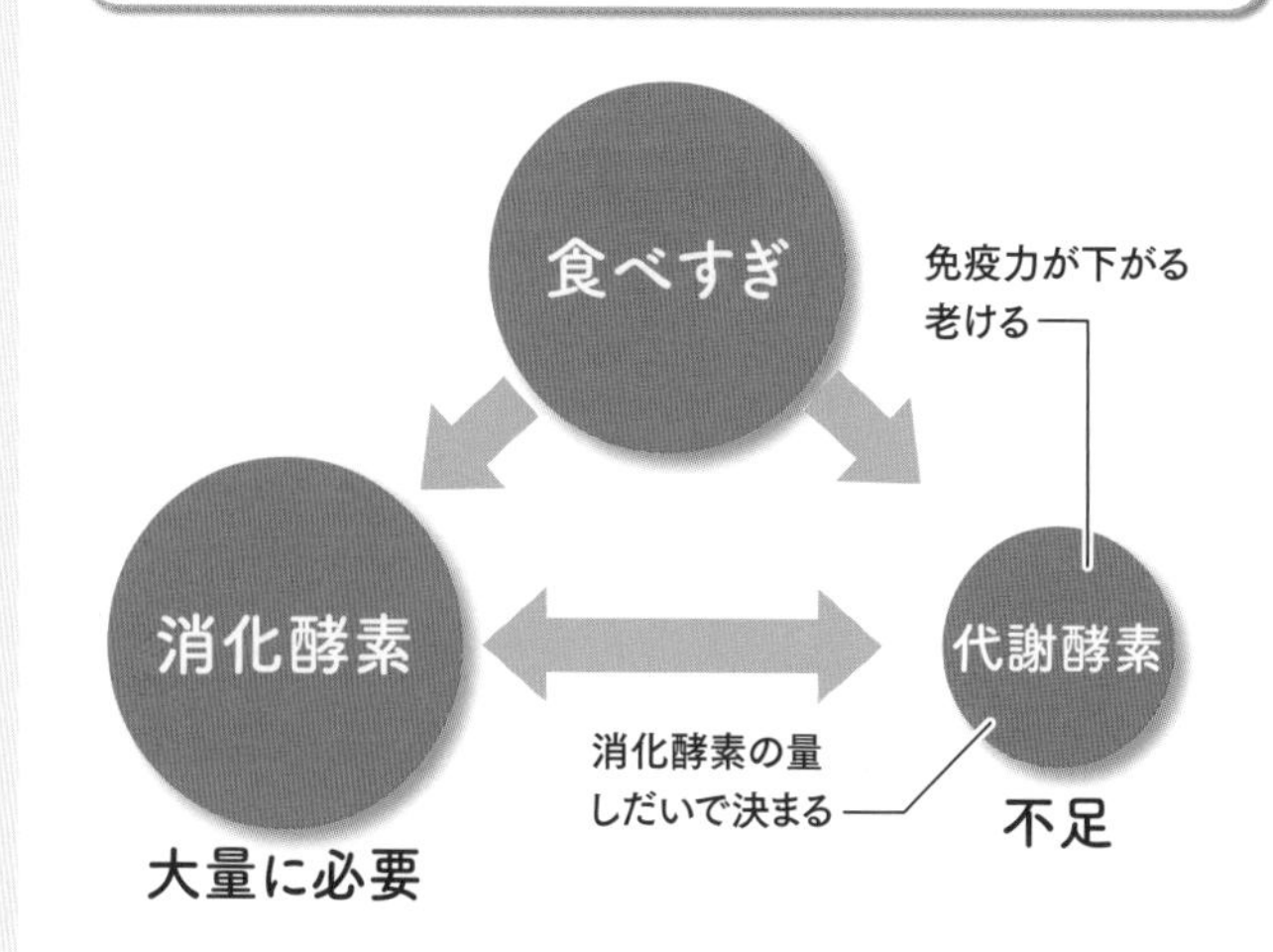

食物酵素を摂ろう!

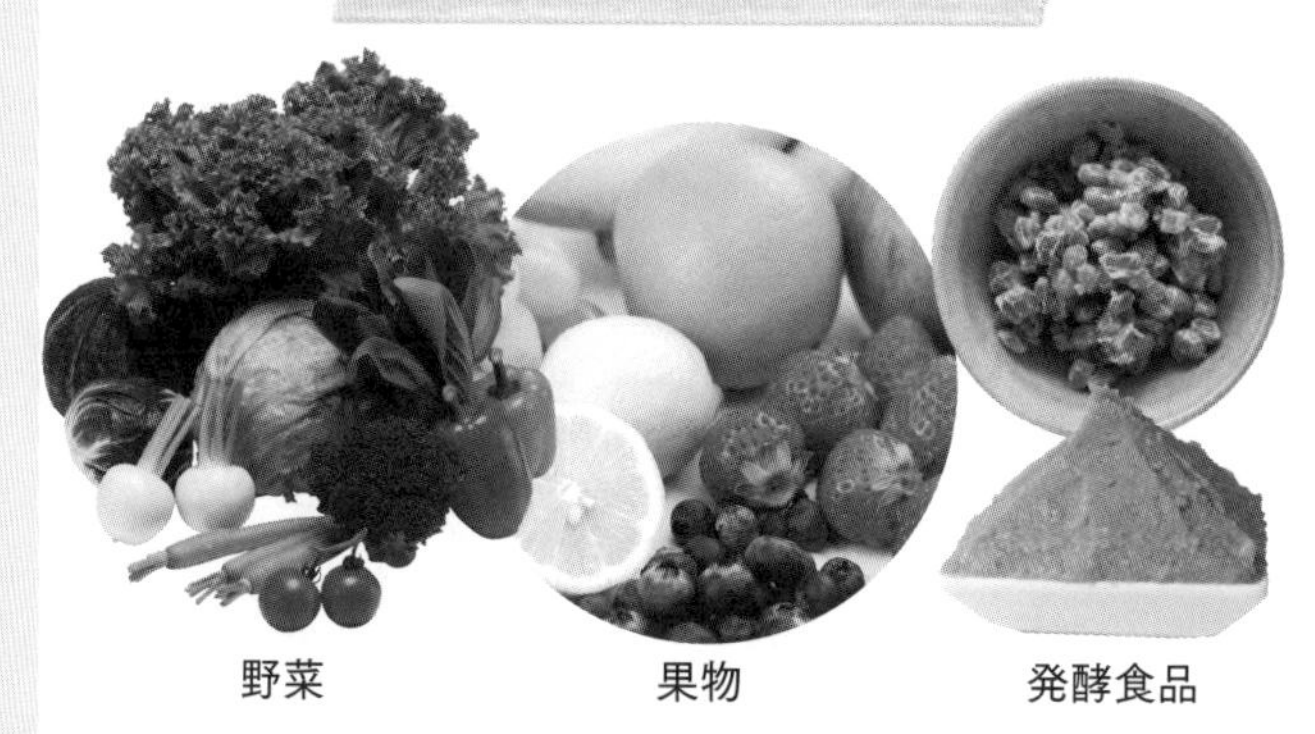

野菜　果物　発酵食品

品に豊富な食物酵素で補うことができます。

農薬を使わない有機野菜、りんご、キウイ、アボカドなどの果物、納豆、味噌、ヨーグルト、それにキムチから、十分な食物酵素を摂ることができます。意外かもしれませんが、さんまなどの青魚、ひらめなどの白身魚からも得られます。

ただし、野菜も果物も魚も、食物酵素は熱に弱いので、**「生であること」が条件**。食物酵素の補給が十分であれば、代謝酵素の必要量は確保できます。免疫力の高い、強い体づくりができるのです。

生卵、生魚……良質なたんぱく質が免疫力を上げる

免疫の働きは、おもに白血球の**リンパ球**と**顆粒球**(かりゅうきゅう)という免疫細胞の勢力バランスによって正常に保たれます。白血球は、血液中に含まれています。

通常、免疫力はリンパ球の働きを指します。風邪のウイルス、ガン細胞などを退治します。リンパ球は**体温が高いと数を増して活発化**します。冷えは大敵です。

ただ、冷えを取って免疫力を強化するのはむずかしくありません。栄養バランスのいい食事と質量とも十分な睡眠、それに適度な運動でおおいに可能です。

毎日3回ある食事は、効果が出やすい習慣です。食べ物には、加齢で低下していく免疫力を補強する力があります。食べ物が免疫細胞を活性化するという研究は、日本を含め世界的に進んでいます。共通する重要点は、次の3つ。

1、リンパ球などの「免疫細胞をつくるたんぱく質」をしっかり摂る。
2、代謝を促進する「ビタミンB群」、抗酸化を促す「ビタミンACE」を補給。
3、「過剰な塩分を排出するカリウム」を積極的に摂取。

ただ、**たんぱく質の摂りすぎは、かえって免疫力を低下させます**。たんぱく質は消化が悪く、未消化のまま腐敗して腸内環境を悪化させかねないからです。

食材としては、**冷え取りに優れた効果を持つ鶏肉、酢**をおすすめします。

リンパ球は自律神経の影響のもとで、数を増減します。

自律神経には、「交感神経」と「副交感神経」があり、活動時やストレス時では交感神経が優位になり、血中には顆粒球が増えます。夜間の睡眠時、リラックス時には副交感神経が優位になって、リンパ球が増加します。両者は一方が増えると、他方が減る関係にあります。

睡眠中には、筋肉を増強する成長ホルモンも分泌して脂肪を燃やしたり、体内の損傷を修復したりします。「7時間睡眠が理想」という説がありますが、こうした体の修復に、7時間ほど要するのではないかと考えられています。

免疫細胞は、たんぱく質のもとになる数種類のアミノ酸を使って活性化します。なかでも、分量的にも多く**重要なのは「グルタミン」**です。

グルタミンは、筋肉中に存在します。筋肉量が減少すれば、それだけグルタミンが失われて免疫力が低下しますから、運動は重要なのです。

グルタミンは生卵、生魚から効率的に摂ることができます。

「免疫力」が高まる簡単料理

鮭とブロッコリー・トマトのホイル焼き
（1人分）

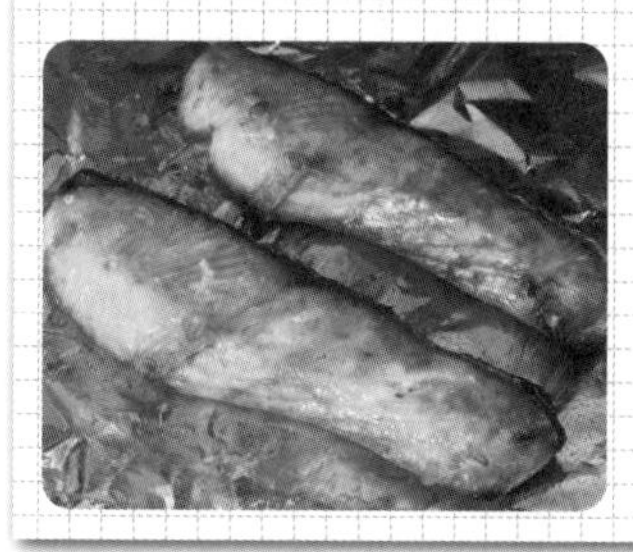

［材料］

鮭1切れ　ブロッコリー1房　プチトマト2～3個　オリーブ油小さじ1　白ワイン小さじ1　レモンスライス1枚

［つくり方］

①アルミホイルに鮭、ブロッコリー、プチトマトを並べて、オリーブ油と白ワインを振りかける。

②アルミホイルを上部、両脇で閉じる。

③オーブントースターで10分（フライパンでも可）。

④レモンスライスを添える。

鶏ささ身とトマト・ほうれんそうのサラダ
（1人分）

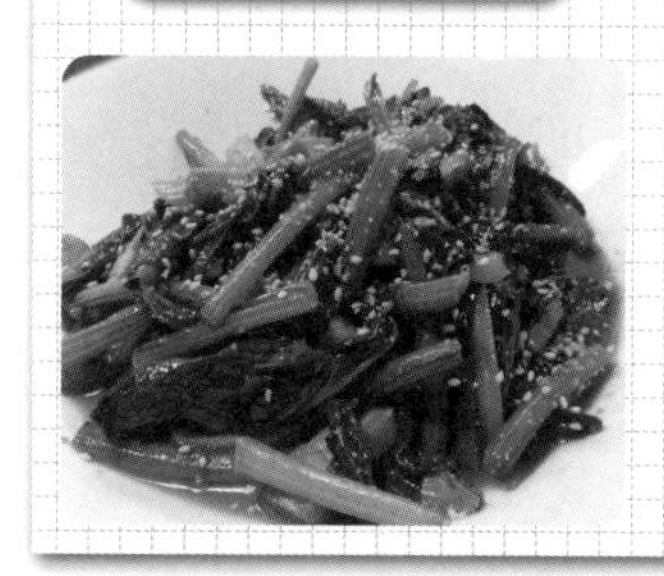

［材料］

鶏のささ身1本　トマト中1個
ほうれんそう1把

［ドレッシング］

しょうが汁大さじ1　しょう油大さじ1　ごま油大さじ1　レモン汁大さじ1/2～1

［つくり方］

①ほうれんそうをゆでて2cmの長さに切り、皿の真ん中に盛る。

②1cm角に切ったトマト、ゆでて小さく裂いたささ身を散らす。

③ドレッシングをかける。

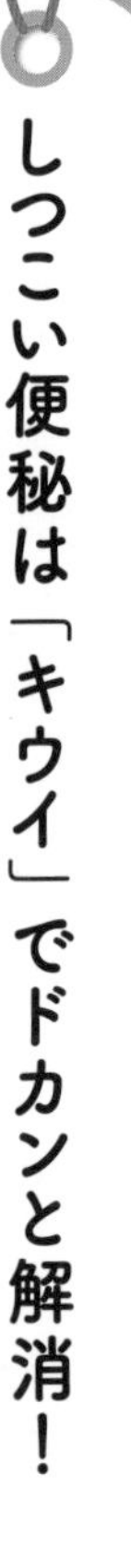

しつこい便秘は「キウイ」でドカンと解消！

　小腸には、免疫細胞が6割も集まっています。

「腸管免疫」と呼ばれる、体で最大の免疫機構が、腸内細菌との共存関係でつくられています。**免疫力は、腸内環境に左右されている**のです。

　腸内には数百種類、数百兆とも数千兆個とも言われる腸内細菌が生息し、毎日、善玉菌と悪玉菌が勢力を争っています。

　善玉菌が優勢であれば体力、気力は若々しさを保ちます。悪玉菌がはびこれば、たんぱく質などの栄養素を腐敗させ、不調の原因になる有害物質を生み出します。そして、免疫力を低下させるのです。

　悪玉菌が増えるいちばんの原因は、やはり食事です。高たんぱく高脂肪の食事は、

「便秘」をスッキリ解消する果物

キウイ
ゴールドキウイ１個で、1日に必要なビタミンCが摂れる。
ビタミンEが肌にハリとツヤを！ゴールドキウイに多い。
グリーンキウイに豊富なアクチニジンが便秘を防ぐ。疲労回復のクエン酸、貧血予防の葉酸も多く含む。
パイナップル
ビタミンCがコラーゲン合成を助ける。抗酸化力も強く老化を抑える。

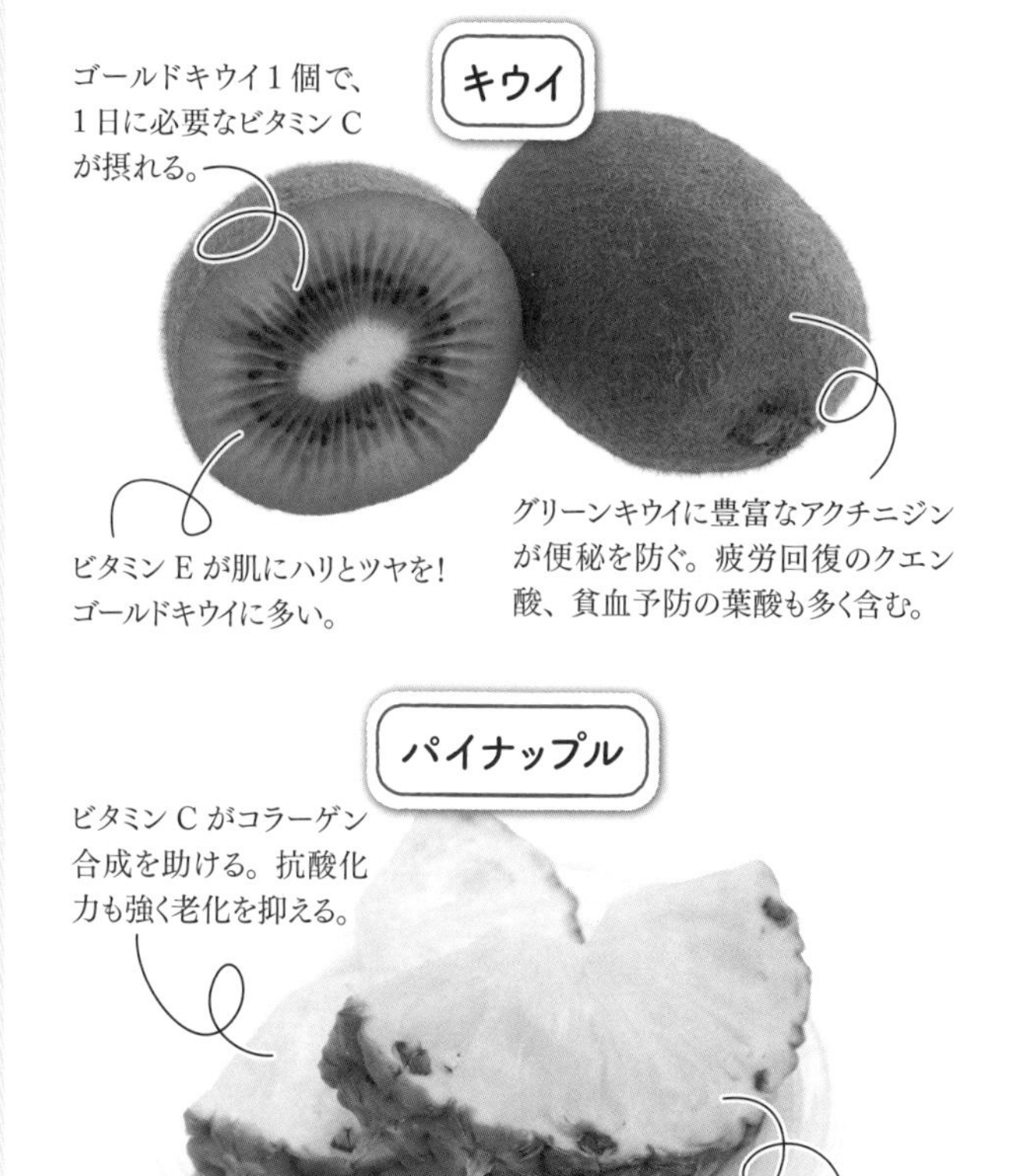

食物酵素のブロメラインが腸内環境を整え、便通快調を維持。

悪玉菌にご馳走をふるまっているようなものなのです。

便秘も、悪玉菌を増やす大きな原因。腸内にとどまる便は、悪玉菌によって腐敗し、毒素を発生させます。毒素は血液中に流れ込み、細胞や器官の働きを悪くします。腸内は免疫力が損なわれて、病気の温床になるのです。

朝、便が独特の悪臭を放つことがあります。必ず、前の晩に過飲したり、肉をたくさん食べていたりしているはずです。揚げ物も悪臭のもとになります。悪臭便は腸が汚れていて、毒性がある証拠。

便秘、悪臭便の解消といえば、ヨーグルトや野菜、果物の食物繊維の摂取です。それ以上に効果が絶大なのは食物酵素。

キウイとパイナップルが便秘と悪臭便をドカンと解決して、腸内環境を一気に好転させます。キウイとパイナップルは、**免疫力を高めるきわめて優れた食材**なのです。80歳をすぎても元気な人は、40~50代並みの免疫力を持っていることが証明されています。**一に食事、二に睡眠、三に運動、四に便秘防止**——免疫力を高め、強い体をつくる生き方です。

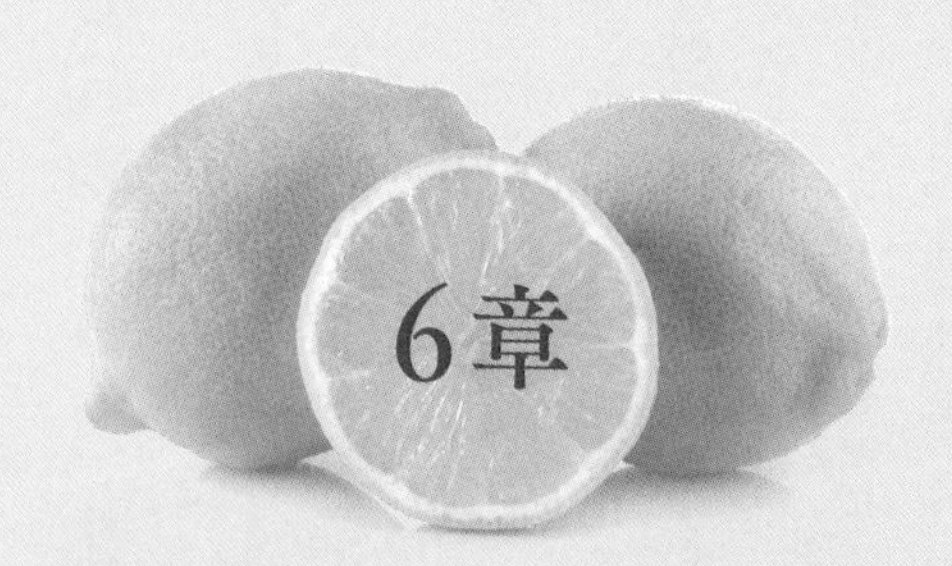

この食べ方で「乳ガン」も怖くない！

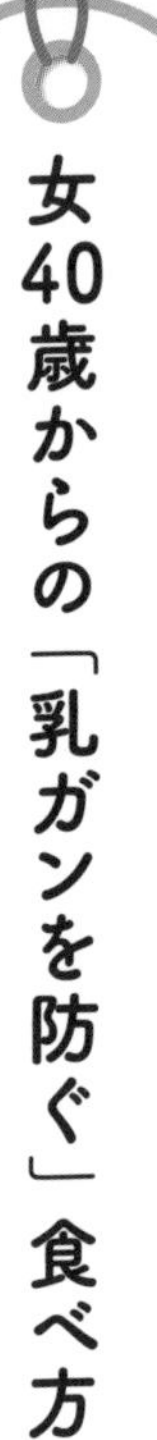

女40歳からの「乳ガンを防ぐ」食べ方

いまや12人に1人が、乳ガンになる時代です。

発症年齢が若年化して、発ガンは30代後半から急増し、40代はまさに「**乳ガンの適齢期**」です。

乳ガンは、食生活の欧米化とともに増えたガンのひとつ。**動物性たんぱく質・脂肪の過剰摂取**が関係しています。私は加えて、小麦粉からつくられる**パン、パスタ、うどん**などのいわゆる「粉物（こなもの）」も、乳ガンをうながす大きな要因と考えています。

乳ガンは女性ホルモンの分泌期間が長いと、発症のリスクが高まります。初潮が早くなったり、初産が遅くなったりしていることも乳ガン増加の一因です。

ガン全般で肥満の人はリスクが高いのですが、乳ガンでは１６０センチ以上の高

乳ガンを防ぐ「済陽式食習慣」

実例 「乳ガン」から転移した「肺ガン」が消えた！ Mさん（乳ガン発症当時40代半ば）

発症時

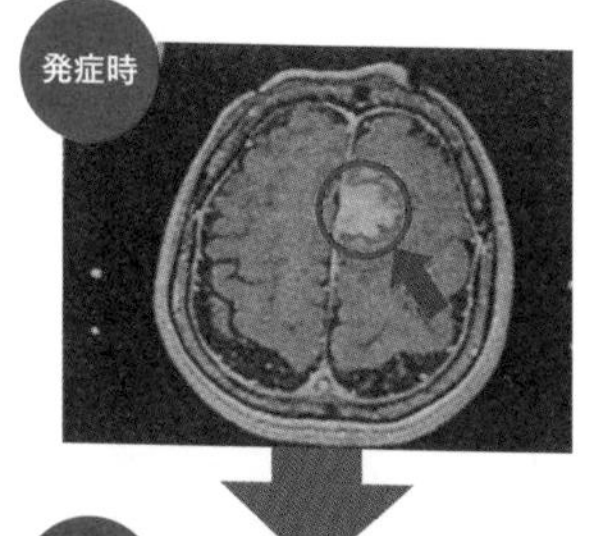

乳ガンが肺や脳に転移

乳ガンの手術後9年、前頭葉に転移した直径3．5cmのガン。治療で9割縮小。

1カ月後

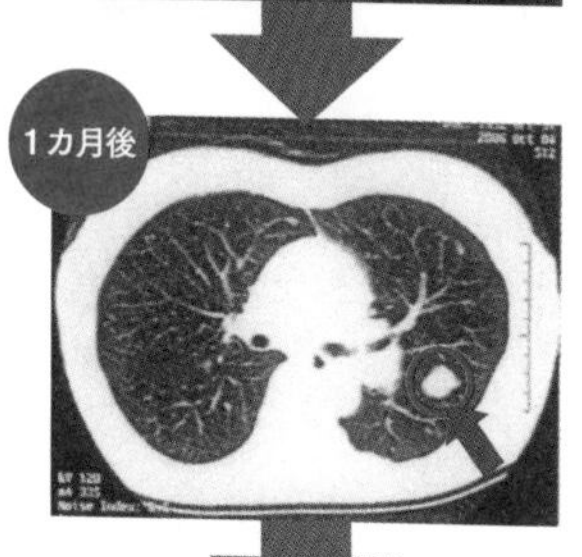

左肺に転移した直径3cmのガン

ガンは頭蓋骨や肋骨、肺にも転移。全身に広がっていた。

3年半後

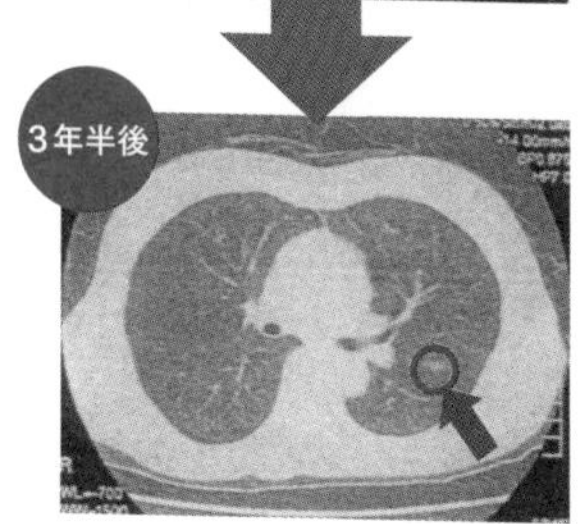

食事療法だけでここまで回復

食事療法を続けて1年半、ほとんどのガンが消える。その2年後、肺ガンの痕跡を残すのみまでに回復。

身長の人も発症しやすいという研究結果が出ています。

乳ガンは早期発見すれば治癒率が高く、またガンのなかでも**食事療法の治癒・改善効果がもっとも大きく現れます**。アメリカでは治癒・予防に栄養指導が盛んで、大きな成果を上げています。

済陽式食事療法も、**8割弱の治癒・改善率**があります。

たとえば、乳ガンだけでなく全身に転移したガンを克服したケースがあります。

40代半ばで発症したMさんは、手術で部分切除して事なきを得ましたが、9年後再発。肺、肋骨、腰椎、頭蓋骨、さらには脳にまで転移。担当医師からホスピスをすすめられたのですが、私のクリニックで食事療法に取り組む選択をしました。

まず、脳の手術を行ない、その後に抗ガン剤治療を行なわずに食事療法を開始。主食は玄米。野菜・果物は有機無農薬のもの。毎日、納豆と豆腐を欠かさず摂り、りんごとにんじんをしぼった生ジュースを1日3回、合計1・5リットル飲む――Mさんが実践した基本的な食事療法です。

1年半後、**全身に転移していた肺以外のガンが消えました**。その2年後、肺ガンもその痕跡を残す程度にまで回復。再発を防ぐために、今もその食事スタイルを基本とした食生活と、薬の服用は続けています。

乳ガンのもっとも大きいリスク要因は、**遺伝**。家族に乳ガンになった人がいれば、**リスクは2倍**と言われますが、そのリスクも食習慣で抑え込むことができるのです。

私が考案した乳ガン予防の食事法は、8つの食習慣からなります。

1、塩分を控える。
2、牛、豚、羊など四足歩行動物の肉を制限。
3、新鮮な野菜と果物を1日350グラム以上摂る。
4、主食に玄米、雑穀米を取り入れる。
5、豆乳を摂る。
6、きのこ、海藻類を1日1食。
7、レモン、蜂蜜を活用。
8、油はオリーブ油かごま油をなるべく使用。

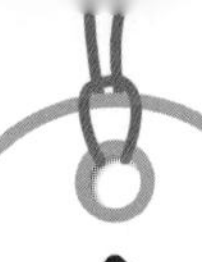

余分な塩分は「切り干し大根」で排出！

日本人は、総じて、塩分を摂りすぎています。

1日の平均摂取量は、11～13グラムもあります。

厚労省が掲げる目標摂取量は、女性7グラムです。それでも、摂りすぎです。

欧米諸国では、6グラムを基準値にしています。じつは、**体が必要とする1日の塩分量は、わずか3グラム**なのです。

細胞内では、塩分のナトリウムと「カリウム」というミネラルが一定の濃度バランスで、正常な代謝を保っています。塩分を摂りすぎると、ナトリウム過多になって、そのバランスがくずれます。細胞に障害が起こり、ガンを呼び込む代謝異常を引き起こします。

カリウムには、ナトリウムを尿とともに排出する働きがあります。カリウムは、野菜や果物に豊富です。とくに、**じゃがいも、りんご**は含有量が多い食材です。**群をぬいて多いのは、切り干し大根**です。

野菜・果物を積極的に摂って、くずれがちなミネラルバランスを回復させることが大事です。

鶏肉の「不飽和脂肪酸」で血管から若返る

私たちは塩分と同じように、肉も摂りすぎています。

免疫細胞のリンパ球は、たんぱく質でつくられています。免疫細胞が正常に働くためには、上質なたんぱく質が必要です。

上質なたんぱく源になるのが牛や豚、羊、鶏などの動物性の肉。

ところが、前述したように、たんぱく質の摂りすぎは免疫力を低下させます。動物性の食材には魚介も含まれますが、とくに注意したいのが牛や豚、羊。牛、豚、羊などの**四足歩行動物の肉は、週に3回まで**に制限しなければならないと考えています。

牛や豚を食べすぎると、含まれる脂質の飽和脂肪酸によって悪玉コレステロールが増えます。免疫細胞がこの除去に使われ、ガン細胞の駆除ができなくなるのです。また、細胞内の遺伝子を傷つけます。そして、乳ガンや大腸ガンを誘発します。

とはいえ、肉は日常食として欠かせない食材。牛や豚の代わりに、**鶏肉をおすすめ**します。牛や豚を食べても、毎日1回食べていい食材です。

鶏肉にも飽和脂肪酸が含まれますが、**血液をサラサラにして、健康にいい不飽和脂肪酸**の量が飽和脂肪酸以上に豊富なのです。

脂身の少ない、ささみや胸肉をメインに食べましょう。もも肉は、脂身の多い皮はできるだけ取り除きます。

鶏卵にも、乳ガン予防の効果があると報告されています。アメリカ・ノースカロ

「カリウム」の多い食材を摂ろう!

わかめ
昆布
ひじき
カリウム——
塩分の多い
和食の欠点を
補うミネラル
りんご
アボカド
バナナ
じゃがいも
切り干し大根
キウイ
ほうれんそう

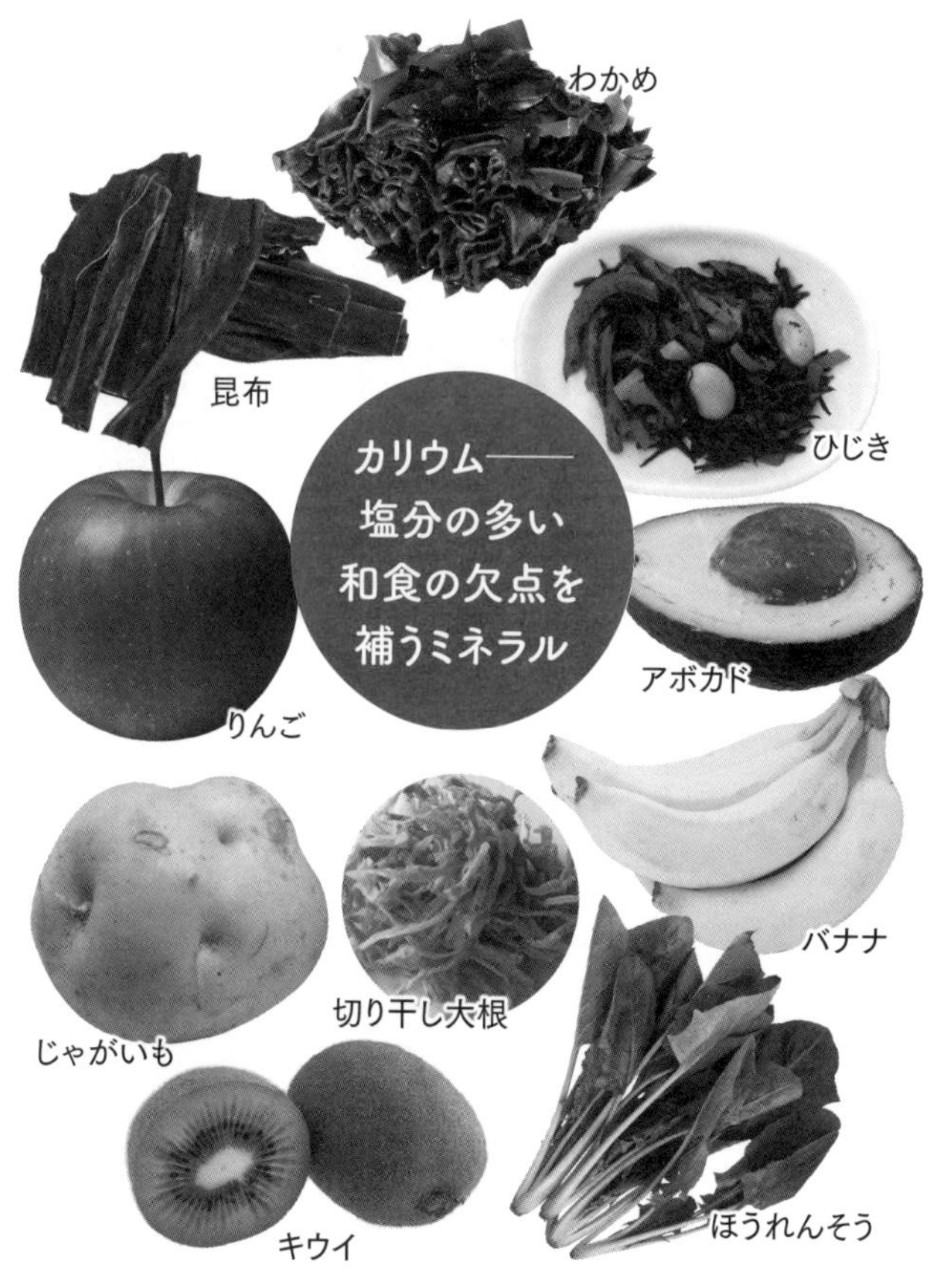

パセリ、にんにく、きゅうりの糠漬け、ひきわり納豆、焼き鮎、焼きあじも!

ライナ大学の調査で、黄身に含まれる「コリン」という物質を多く摂取している人は、乳ガンのリスクが2割強も低下したという結果が出ています。

不飽和脂肪酸では、さんま、さば、いわしなどの青魚に含まれるDHA・EPA（オメガ3系不飽和脂肪酸）の摂取量が増えると、リスクが低下することもわかっています。

夜、食べる「抗ガン剤」——玉ねぎは女40歳の強い味方

大量に野菜や果物を摂ることが、ガン予防の要です。

すでに述べたように、豊富な抗酸化成分が、ガン発生の原因になる活性酸素を除去するからです。

多種多様の抗酸化成分のなかで効率的に摂取できるのが、玉ねぎに存在する**ケル**

「夜玉ねぎ」のずばぬけた抗酸化力！

1日1個で強力な抗酸化力！

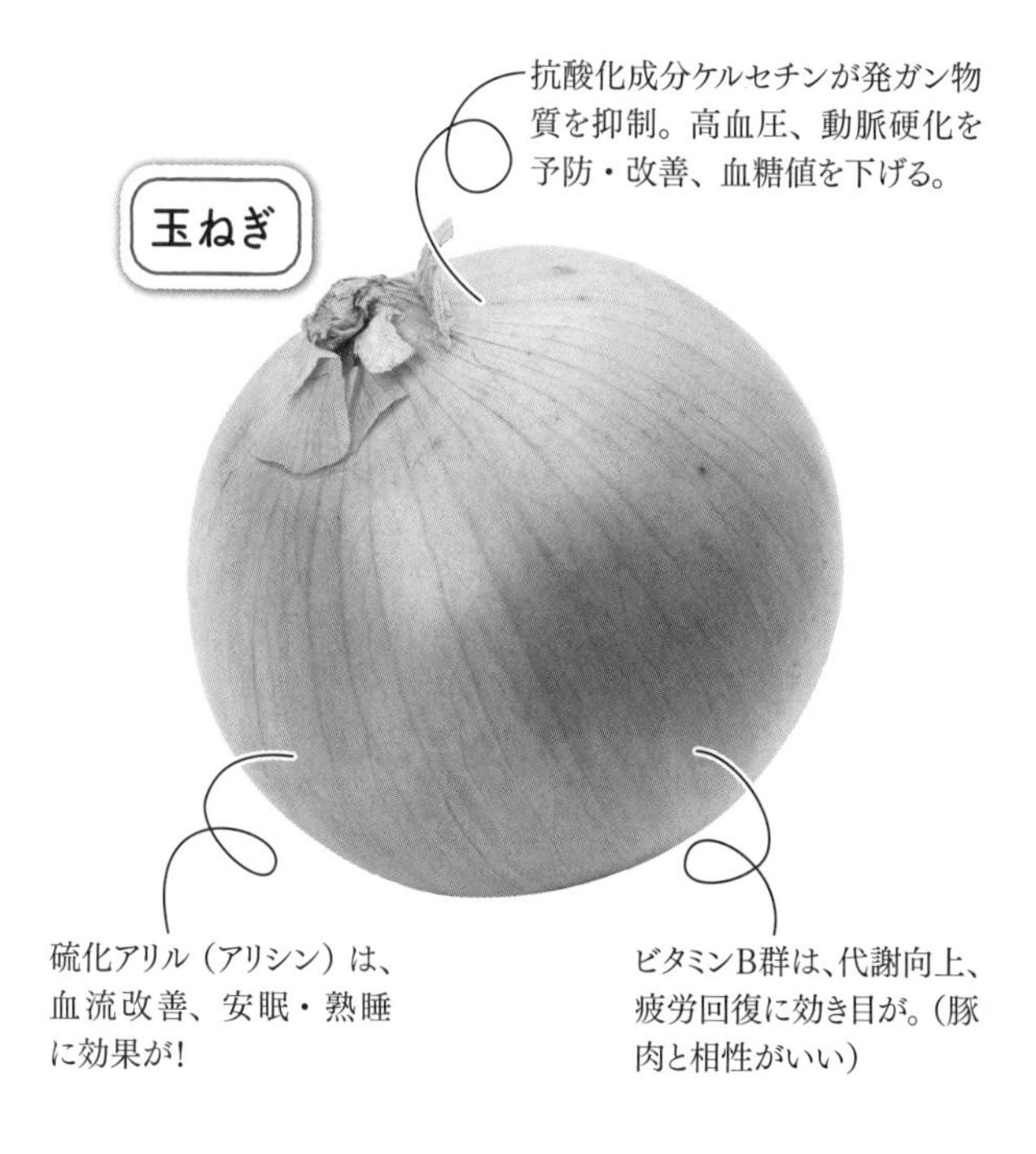

抗酸化成分ケルセチンが発ガン物質を抑制。高血圧、動脈硬化を予防・改善、血糖値を下げる。
玉ねぎ
硫化アリル（アリシン）は、血流改善、安眠・熟睡に効果が！
ビタミンB群は、代謝向上、疲労回復に効き目が。（豚肉と相性がいい）

夕食に玉ねぎスープを！

セチン。ずばぬけた効力を持ちます。

1日1個の玉ねぎだけで、**必要な抗酸化力がまかなえ、発ガン物質を抑制する**のです。高血圧や、動脈硬化を強力に抑制する作用もあります。

ケルセチンは水溶性なので、水にさらすと溶け出てしまいます。**玉ねぎスープにすると、ムダなく摂ることができます**（スープのつくり方は、165ページ）。

玉ねぎに含まれる硫化アリルには、体外に排出されやすいビタミンB_1が、効率よく吸収されるようにする作用があります。ビタミンB_1は、代謝を助ける栄養素。ガン予防に働きます。

硫化アリルは刺激臭成分で、細かく切って空気に触れると、アリシンという血流改善の作用を持つ物質になります。

血流がよくなれば、安眠効果が得られます。さらには、熟睡することで免疫力が高まります。玉ねぎの効果は、夕食で摂ると最大に得られるのです。

スープ、ドレッシング、薬味にして「**夜・玉ねぎ**」の効果を試してください。

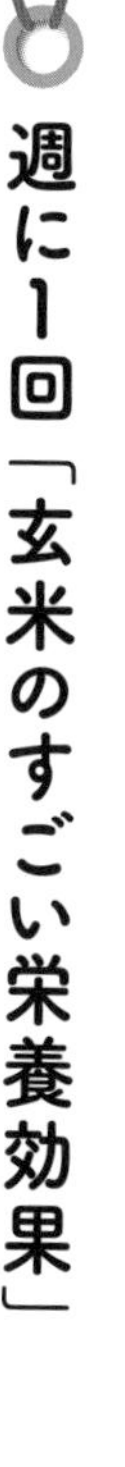

週に1回「玄米のすごい栄養効果」

主食をパンやパスタにしている人は、乳ガンになりやすいと言えます。

主食を少量のパンやパスタですませてしまうと、体に必要なエネルギーを肉やスイーツなど甘いものから摂るようになります。すると、気づかないうちに、脂質や糖質の摂取量が増えてしまうのです。

このことが乳ガン、大腸ガンの若年化につながる一因です。

主食には玄米、雑穀米をすすめたいのですが、苦手な人が少なくありません。

そこで週に1度、あるいはたまにでいいので、玄米や雑穀米を白米に混ぜて摂るようにしてください。

玄米に含まれる胚芽成分は、植物が発芽して育つための栄養素や酵素がたっぷり詰まっていて、これがガンを防ぎます。

パンやパスタ、うどん、中華麺などの粉物には、多量の食塩や油脂、砂糖が添加されています。同じ粉物でも、そば粉には胚芽成分があるので、**生そばを食べるといい**でしょう。しかし、乾麺は保存性を高めるために、食塩が多く添加されています。代謝異常を誘発してしまうため、注意が必要です。

パン食だと、油分のバターや砂糖使用のジャムなどを使います。また、おかずに油料理が並びます。これは、乳ガンを呼び込みやすい食事なのです。

パン、パスタを食べるなら**全粒粉のもの**にします。油脂が多いクロワッサン、デニッシュなどは、お楽しみ程度にとどめておきましょう。

白米ごはんの場合は、緑黄色野菜、豆類、海藻などをいっしょに食べるようにします。白米は胚芽が取り除かれているので、それだけではビタミンB群、ミネラルが不足します。

緑黄色野菜、豆類はビタミンB群、海藻にはミネラルが豊富で、白米との食べ合わせに最適なのです。

乳酸菌パワーを高める「ヨーグルトの正しい食べ方」

乳ガンを予防するためには、免疫力を高める必要があります。

免疫力を高めるのに効果的なのが乳酸菌。そして、乳酸菌が豊富に含まれている代表的な食品がヨーグルトです。

私は牛乳からつくられるヨーグルトよりも、**豆乳でできているヨーグルト**をすすめています。

豆乳ヨーグルトは、大豆からつくられた**豆乳で乳酸菌を繁殖させた食品**です。

牛乳ヨーグルトは、原料の牛乳に注意する必要があります。

放牧酪農など、広い牧場で育てられた牛ならいいのですが、牛舎で過密した状態で飼われ、運動も日光浴も不足しがちな牛は、抗生物質などの薬剤投与が多くなりがちです。

一方、豆乳には、大豆イソフラボンが豊富に含まれています。

大豆イソフラボンには、**乳ガンの抑制効果**や**悪玉コレステロールの減少効果**などさまざまな健康効果があります。豆乳ヨーグルトは毎日1回、安心して摂れる食品なのです。

アメリカ栄養士会は、「乳ガン予防に大豆製品を摂取するには、とくに10代が大事」と指摘しています。10代の娘さんを持つお母さんは、食事に納豆、豆腐、高野豆腐、豆乳、味噌、そして枝豆などの大豆製品を取り入れましょう。

ちなみに、豆腐は大豆イソフラボンの宝庫です。1丁で1日の必要量がまかなえてしまいます。

きのこ類、海藻類も1日1回は摂ってほしい食材です。

椎茸をはじめとするきのこ類には、**βグルカン**と呼ばれる免疫力を高める物質が含まれています。

海藻類に豊富な**フコイダン**も、免疫力を上げます。

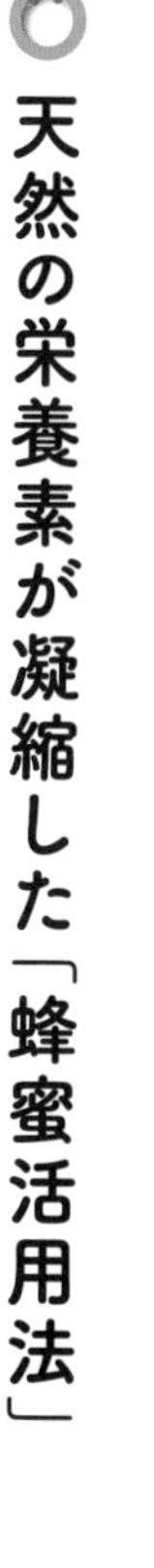

天然の栄養素が凝縮した「蜂蜜活用法」

糖質の摂りすぎは、ガンをはじめとした生活習慣病を引き起こします。

主食の炭水化物を、腹八分の適量に抑えることが大事です。そして、甘味はなるべく**白砂糖ではなく、蜂蜜を活用**しましょう。

蜂蜜に含まれる花粉にはビタミン、ミネラルが多く、免疫力を上げます。蜂蜜を生ジュースに入れたり、砂糖の代わりに料理に活用したりしてみましょう。

レモンと合わせると、新陳代謝も盛んにします。ただし、1日に大さじ2杯程度までにします。

レモンの効力は1章で述べていますが、摂りすぎた糖質の代謝を促進してくれる作用があることをつけ加えておきます。

蜂蜜と同じく、健康にいいからといって摂りすぎに要注意なのが油脂。

私たちは油分も摂りすぎています。バターやラード、ヘットなどの動物性油脂は極力控える必要があります。

植物性のえごま油、亜麻仁（あまに）油をすすめたいのですが、これらは加熱すると酸化しやすいので、加熱調理の場合はオリーブ油、ごま油がベスト。

調理用の油脂ではないのですが、私たちに不足しているのが、魚に含まれるオメガ3系不飽和脂肪酸のＤＨＡ・ＥＰＡです。とくに青魚に多く、週に3〜4回の魚食が理想です。

魚が食べられない日は、**えごま油**か**亜麻仁油**を**小さじ1杯程度摂る**ようにします。体内でＤＨＡ・ＥＰＡに変換されます。調味料としても使えます。

かつてはバターより低カロリーで、健康にいいとされてきたマーガリン。現在では、含まれるトランス脂肪酸に発ガン性がある、と危険視されています。長く摂り続けると、糖尿病や心臓病のリスクも高まると指摘されています。ケーキや菓子類に使われるショートニングも同じです。

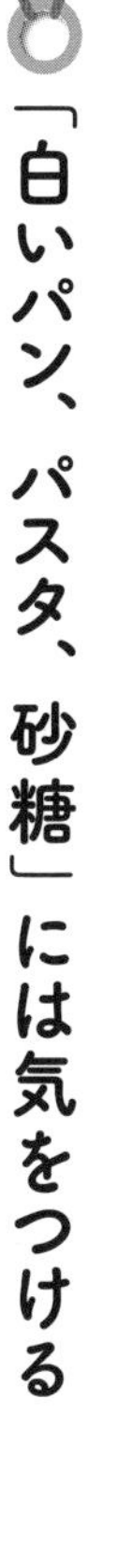

「白いパン、パスタ、砂糖」には気をつける

アメリカのカリフォルニア大学サンフランシスコ校（ＵＣＳＦ）で行なわれている、乳ガン予防の栄養指導も野菜・果物の大量摂取が基本です。

1、野菜・果物の大量摂取。

豆類、種実類、全粒穀物（未精製）からも食物繊維を摂る。

2、毎食、大豆などの植物性たんぱく質を摂り入れる。

3、低脂肪の食事。

加工肉を含めた肉類と乳製品を制限。にじますなどの冷水魚（川魚）を取り入れる。チアシード、フラックスシード、大豆、くるみ、アボカド、オリーブ油なども積極的に摂る。

4、白い食品は摂らない。

パン、パスタ、米、砂糖など、加工・精製した穀物、小麦粉を制限する。

5、水をたくさん摂る。

飲酒量を制限。緑茶を1日に1〜4杯飲む。

食事以外の指導に、運動のすすめ、ビタミンDの濃度検査があります。

興味を引くのは、川魚と緑茶の活用です。冷水に生息する川魚はDHA・EPAが豊富。また海洋汚染の心配がいりません。緑茶の摂取は、抗酸化成分のカテキンにガン細胞を自死させる作用があるからです。

乳ガンの予防に、食習慣の改善と併せて行なってほしいのが定期健診。月経の終わったころに、**自分で乳房を触診する習慣**をつけます。

また、**年に1度、超音波検査**を受けましょう。医療被曝（ひばく）が心配なので、マンモグラフィーはすすめません。

「夜間勤務者には乳ガンが多い」、なぜ？

欧米では、看護師など**夜勤勤務の経験者に、乳ガンが多い**という報告があります。

夜間に照明を浴びることで、メラトニンが分泌されなくなるからと指摘されています。メラトニンは強力な抗酸化成分で、発ガンを抑制します。

また、ガン細胞が発育して発症するかどうかは、その人の抵抗力によります。リンパ球などの免疫細胞は、休養・睡眠をしている間に増えます。夜勤の看護師に乳ガンが多いのは、この逆説的理由もあります。

2011年に報告された、デンマークの看護師を対象にした調査によると、昼間だけ働いている看護師よりも、夜10時以降の交替勤務を月に数回行なっている看護師は1・8倍、つねに夜間に働いている看護師は2・9倍も乳ガンのリスクが高いことがわかりました。

　しかし、夜勤のある生活でも、**規則性をつくることで乳ガンの発症率を下げることができます**。いちばんは、夜勤明けにきちんと睡眠を取ることです。

　たとえば、夜勤終了後、ただちに帰宅して正午くらいまで眠ります。午後はつらくても起きています。眠気に勝てなければ、30分以内の仮眠を取ります。就寝は、昼間勤務のときと同じ時刻。

　夜勤明けの日の睡眠が少なくても、翌朝はいつもの時刻に起きて朝日を浴びます。これを続けると、不規則な勤務体制に対応できる睡眠リズムができて、良質な眠りが確保できます。

　大事なのは、**起床時間を変えないこと**です。体内時計が不規則になって、メラトニンの分泌が乱れるからです。

「大麦のパワー」でメタボも便秘も一気に解決！

大腸ガンの7割は、S字結腸や直腸など便の溜まる部位で発生します。

大腸ガンの最大の原因は、肉を中心にした脂肪食の過剰摂取。だからといって、肉をいっさい食べないのも問題です。肉は、免疫細胞を活性化する最高の食材です。

肉の食べすぎが問題なのであり、適量を保てばいいこと。肉断ちは無意味です。

もうひとつ、大きな原因は前章でも触れた便秘です。前章では便秘解消の秘策を紹介していますが、この項では「便秘にならない腸内環境づくり」に最適な食材を取り上げます。

「**大麦**」——知る人ぞ知る**メタボと便秘を一石二鳥で解消する**食材です。

調理法は、白米に3割ほどの量（お好みで増減）を混ぜて炊飯器で炊くだけ。毎日、食べ続ければ、体重が落ち、血糖値や悪玉コレステロール値が改善されます。

大麦に含まれる水溶性食物繊維の**βグルカンが、腸内善玉菌の好物**なのです。βグルカンを餌にする善玉菌は短鎖脂肪酸という成分を放出して脂肪を燃やし、血糖値や悪玉コレステロール値を改善します。

水溶性の食物繊維はぬるぬるした食感で、水に溶けます。便を軟らかくし便の滑りをよくして排出する作用があります。

食物繊維には不溶性もあります。筋っぽい食感で、水に溶けない性質を持ちます。便のかさを増して、腸の便を押し出す蠕動運動を促進します。ただ、不溶性食物繊維は便秘解消効果はありますが、メタボの改善効果は期待できません。

大麦は食物繊維の量が圧倒的に多く、水溶性も不溶性も大量に摂れます。

ちなみに、可食部１００グラムあたりでみてみると、**大麦は9・6グラム**、トップクラスの量を持つ玄米は３グラム、ごぼう５・７グラム、さつまいも２・３グラムです。

女40歳からは「野菜スープ」で上手に若く生きる

朝食をきちんと摂らない、食事量が少ない、食事時間が不規則、飲酒する——。

更年期に心身の不調を訴える人に、共通した食習慣です。

不安定な食生活で、体内の栄養バランスが乱れているために、更年期障害という心身の不調をきたすのです。

私は、更年期障害も、**若い体をつくる食習慣で、その苦しみから解放される**と考えています。

朝生ジュースは有効な対策法なのですが、更年期にもっとも必要な大豆は加熱しなければ摂れません。

生ジュースに向いていない食材のなかには、更年期を難なく渡るために必要なものがたくさんあります。

手軽にそうした食材を摂るには、スープが適しています。新陳代謝に重要な役割をになうビタミンCは、加熱で壊れると言われていますが、抗酸化成分といっしょに摂れば大半は壊れません。

野菜は10分煮込むだけで、８割もの栄養素が抽出されます。野菜は生より、加熱したほうが大量に摂れます。

おすすめしたいのは、**豆乳を使ったスープ**です（つくり方は次ページ）。豆乳の材料になる大豆は抗酸化成分のイソフラボンが豊富。**イソフラボンには女性ホルモンと同じ作用**があり、更年期障害の症状をやわらげます。

更年期には野菜を大量に摂る理由が、これまで述べてきた効果のほかにまだあります。食物繊維を餌にする腸内細菌のなかに、更年期女性を悩ますシワや顔のほてり、骨密度の低下を防ぐ**エクォール**という物質を放出するものがあるのです。

また、腸内細菌がつくる物質のなかには、性格を明るくするものもあるのではないかと研究が進められています。

乳ガンを寄せつけない「玉ねぎ豆乳スープ」

女性が頼れる「ケルセチン」と
「大豆イソフラボン」の恵みが！

玉ねぎ豆乳スープ

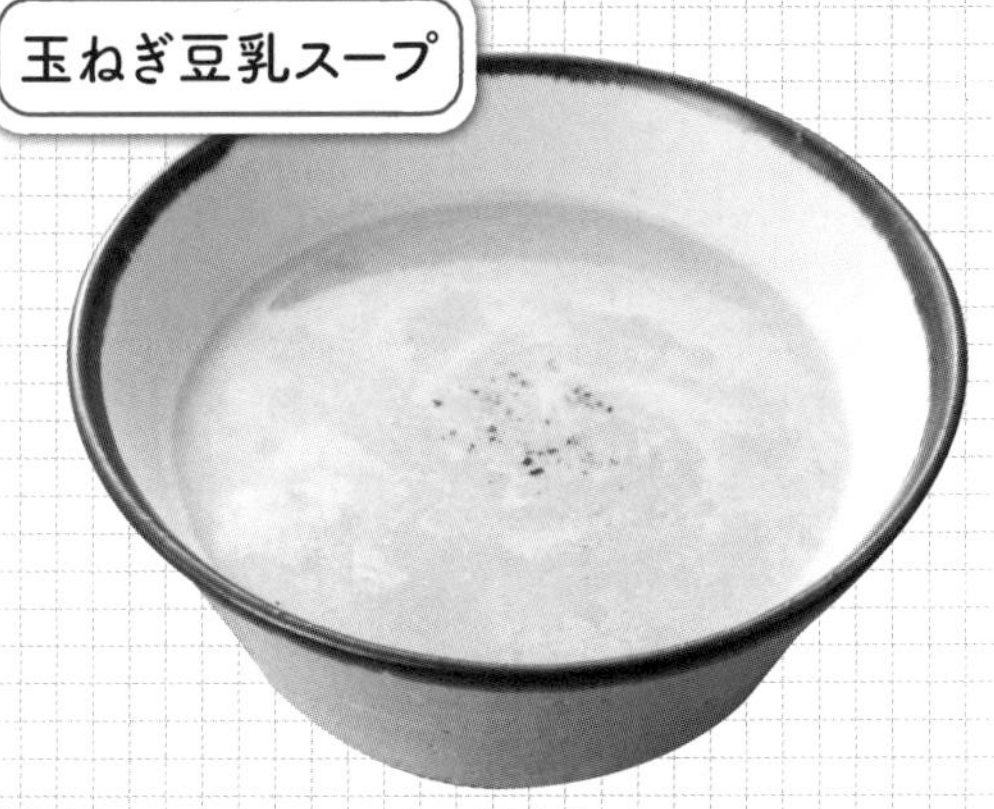

［材料
（2人分・多めにつくる）］

玉ねぎ	1個
オリーブ油	大さじ1
豆乳	250 cc
固形コンソメ	1 個
粗挽き黒こしょう	少々

［つくり方］

①玉ねぎは3mm幅にスライス。耐熱皿に入れてラップし、電子レンジ（500W）で5分加熱。

②①を鍋に移し、オリーブ油を加える。なじんだら豆乳と固形コンソメを入れて弱火で温める。

③ふつふつしてきたら火を止めて、器に移す。黒こしょうを振る。

スープには野菜のほかに、豆類、豆腐、魚介類、鶏肉などを使ってみましょう。気をつけるのは塩分の量。薄味は素材のうまみで補えます。

温かいスープは体を温めて血液循環をよくし、新陳代謝、免疫力を向上させます。

食材の持つ効果はとても大きいものです。それを生かすも殺すも食べ方しだい。言うなれば、**「食は副作用のない薬」**なのです。

本書は、小社より刊行した単行本を文庫化したものです。

済陽高穂（わたよう・たかほ）

一九四五年宮崎県生まれ。西台クリニック理事長。元千葉大学医学部臨床教授。医学博士。千葉大学医学部卒業後、東京女子医科大学消化器病センターに入局。米国テキサス大学外科教室に留学（消化管ホルモンの研究）。帰国後、東京女子医科大学助教授、都立荏原病院外科部長、都立大塚病院副院長、三愛病院医学研究所所長、西台クリニック院長を経て現職。臨床医として執刀した手術は四〇〇〇例（その半数はガン）。独自に考案した「済陽式食事療法」で多くのガン患者を治癒に導いている。

著書に、ベストセラーになった『図解 40歳からは食べ方を変えなさい！』『図解 一生、医者いらずの食べ方』『女40歳から体が若くなる食べ方』『大判図解 40歳からは食べ方を変えなさい！』（以上、三笠書房）『40歳からは食べ方を変えなさい！』『一生、医者いらずの食べ方』（以上、三笠書房《知的生きかた文庫》）、『今あるガンが消えていく食事』（マキノ出版）など多数がある。

知的生きかた文庫

女40歳から体が若くなる食べ方

著者　済陽高穂

発行者　押鐘太陽

発行所　株式会社三笠書房

〒一〇二-〇〇七二　東京都千代田区飯田橋三-三-一

電話〇三-五二二六-五七三四〈営業部〉

〇三-五二二六-五七三一〈編集部〉

https://www.mikasashobo.co.jp

印刷　誠宏印刷

製本　若林製本工場

ISBN978-4-8379-8697-3 C0177

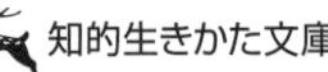

40歳からは食べ方を変えなさい！

済陽高穂

ガン治療の名医が、長年の食療法研究をもとに「40歳から若くなる食習慣」を紹介。りんご＋蜂蜜、焼き魚＋レモン……「やせる食べ方」「若返る食べ方」満載！

40代からの「太らない体」のつくり方

満尾 正

「ポッコリお腹」の解消には激しい運動も厳しい食事制限も不要です！ 若返りホルモン「DHEA」の分泌が盛んになれば誰でも「脂肪が燃えやすい体」に。その方法を一挙公開！

疲れない体をつくる免疫力

安保 徹

免疫学の世界的権威・安保徹先生が、「疲れない体」をつくる生活習慣をわかりやすく解説。ちょっとした工夫で、免疫力が高まり、「病気にならない体」が手に入る！

行ってはいけない外食

南 清貴

ファミリーディナー、サラリーマンランチに潜む意外な危険がわかる本！今からでも間に合う「安全」「安心」な選び方、教えます。

食べれば食べるほど若くなる法

菊池真由子

1万人の悩みを解決した管理栄養士が教える簡単アンチエイジング！シミにはミニトマト、シワにはナス、むくみにはきゅうり……肌・髪・体がよみがえる食べ方。

C50356